とにかく使える

検査値の
見かた

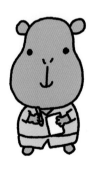

編著

西﨑祐史
渡邊千登世

照林社

はじめに

　現在の臨床現場において検査が行われない日はありません。検査は、患者さんの状態を客観的に評価するうえで貴重な情報となるものです。検体検査に関しては、医師だけでなく、チーム医療の一員として看護師が重要な役割を担っています。検査に関連する知識が深まれば深まるほど、1つの結果から多くのことが見えてきます。また、無駄な検査を省き、最小限の侵襲から最大限の情報を得て、患者さんにフィードバックすることが可能となります。

　本書は、2013年に上梓しロングセラーとなっている『とんでもなく役立つ　検査値の読み方』の内容をアップデートし、新たな項目を追加した改訂第2版です。150の検査項目について、基準値を示し、そこから逸脱した場合に考えられる疾患や状態（合併症）などを一目でわかるチャートで示しました。そして、何よりの特徴は、実践に即した「観察のポイント」「ケアのポイント」にフォーカスしたことです。初版同様に、持ち運びに便利なようにポケットサイズにしたことも読者の利便性を高めています。本書の元本となる『ケアに生かす　検査値ガイド　第2版』の内容に合わせてバージョンアップされていますので、さらに詳しく知りたい場合は元本に戻って確認されるなり、両書を用途に応じて使い分けてください。

　本書の誕生は、元本『ケアに生かす　検査値ガイド　第2版』なくしてはありえませんでした。ご執筆いただいた医師、看護師の先生方に深謝いたします。

2023年2月

西﨑　祐史

渡邊千登世

著者紹介 ─────────────

西﨑 祐史 （にしざき ゆうじ）

順天堂大学 医学部医学教育研究室 先任准教授

日本医科大学卒業。医師、公衆衛生学修士、医学博士。聖路加国際病院で研修、内科チーフレジデントを務める。その後、順天堂大学循環器内科に入局。厚生労働省、日本医療研究開発機構（AMED）に出向後、現在は、順天堂大学医学部医学教育研究室、総合診療科、臨床研修センター等に所属し、教育、研究を中心に活動している。AMED腎疾患実用化研究事業プログラムオフィサー、科学技術調査員。

渡邊 千登世 （わたなべ ちとせ）

神奈川県立保健福祉大学 保健福祉学部看護学科 准教授

聖路加国際大学大学院修了（看護学博士）。聖路加国際病院にて外科病棟勤務、病棟ナースマネジャー、医療情報センター企画室マネジャーを務め、聖路加国際病院電子カルテ構築に携わる。1990年、聖路加国際病院ETスクール修了（現：皮膚・排泄ケア認定看護師）。2007年、さいたま市立病院副院長・看護部長。2011年、公益財団法人田附興風会医学研究所北野病院看護部長。東京大学大学院工学系研究科品質・医療社会システム工学寄付講座特任研究員を経て、現職。

見てわかる尿

尿の色や性状は体の状態に応じて変化するため、的確に評価することで病態をより深く知ることができる

① 尿の正常な変化

■健康な状態でも起こる変化

体内の水分量の変化

脱水	水分の貯留
↓	↓
脱水防止のため、尿濃縮機構により尿が濃縮される	不要な水分を排泄しようとするため、尿が希釈される
↓	↓

← 逆のことが起こる →

濃い褐色へ変化	無色透明に近づく
(②)	**(③)**

内服薬や食物による影響

過剰なビタミンB₂の摂取

↓

蛍光の緑黄色に変化

(④)

尿は体液を消失すると濃縮され、透明な淡黄色（①）から濃い褐色（②）に、体内に余分な水分が貯留すれば無色透明に近い色（③）に変化する。また、尿の色は内服薬や食物の影響も受け、過剰なビタミンB₂を摂取すると、蛍光の緑黄色（④）に変化する。

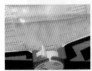
①基準となる尿
・透明な淡黄色

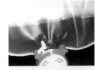
②濃縮尿
・濃い褐色

③希釈尿
・無色透明に近い

④過剰なビタミンB₂の摂取
・蛍光の緑黄色

[資料提供] 黒木ひろみ（聖路加国際病院看護部ナースマネージャー）

臨床の場で遭遇しやすい尿の色調・性状の異常として、尿路系に生じた炎症により尿に血が混ざって赤色に変化した血尿（**⑤**）、膿や塩類の析出が原因となる混濁尿（**⑥**）、尿路感染症や糖尿病などに起因するタンパク尿（**⑦**）（消失しない泡立ち）等が挙げられる。

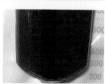

⑤血尿

・腎、尿路系の炎症

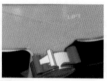

⑥混濁尿

・膿尿：尿道炎や前立腺炎
・塩類尿：尿路結石

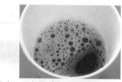

⑦タンパク尿（尿の泡立ち）

・腎炎、尿路感染症　・高度の糖尿病

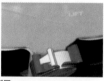

⑧乳び尿

・尿寄生虫疾患　・悪性腫瘍

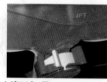

⑨ミオグロビン尿

・横紋筋融解症

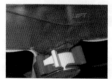

⑩ヘモグロビン尿

・溶血性疾患

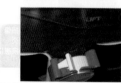

⑪ビリルビン尿

・肝胆道系疾患

③ 血尿とその原因

血尿では、出血部位を特定するために検査を行う。

■尿の色がコーヒー様になる原因

- 糸球体腎炎 ・尿路感染症
- 尿路系腫瘍 ・尿路結石

などの疾患による上部尿路での出血

↓

コーヒーのような
暗めの赤色の尿

出血の部位

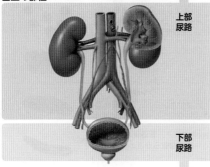

上部
尿路

下部
尿路

■尿の色が鮮紅色になる原因

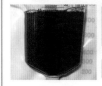

- 尿道損傷 ・膀胱がん
- 膀胱炎

などの疾患による下部尿路での出血

↓

鮮やかな赤色の尿

血尿スケール

肉眼で血尿が認められた場合は医師へ報告する

多 ↑

血液の含有

5 Ht 5%

4 Ht 1%

3 Ht 0.5%

2 Ht 0.25%

1 Ht 0.1%

↓ 少

見てわかる便

 便の性状はさまざまな疾患を反映することがあるため、便の観察・診断が緊急度判断の重要な手がかりとなる

1 便の正常な変化

正常な便は黄土色〜黄色で、腸内のpHとの関係により、肉や脂肪類の摂取が多いと「褐色」に、野菜の摂取が多いと「黄色」になる。また正常時の形状は半ねり状で、楕円形から棒状を呈し、水分量や肛門括約筋の機能により変化する。

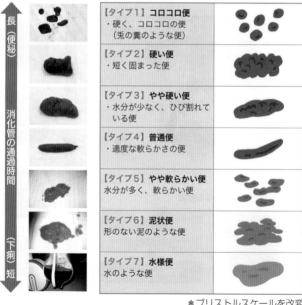

【タイプ1】 コロコロ便 ・硬く、コロコロの便（兎の糞のような便）	
【タイプ2】 硬い便 ・短く固まった便	
【タイプ3】 やや硬い便 ・水分が少なく、ひび割れている便	
【タイプ4】 普通便 ・適度な軟らかさの便	
【タイプ5】 やや軟らかい便 水分が多く、軟らかい便	
【タイプ6】 泥状便 形のない泥のような便	
【タイプ7】 水様便 水のような便	

長（便秘）← 消化管の通過時間 →（下痢）短

＊ブリストルスケールを改変

② 異常を示す便の色調・性状（下血、血便）

下血、血便がみられた際は、出血部位を特定するため検査を行う。

■下血になる原因

上部消化管（食道、胃、十二指腸）での出血

・血中の鉄分が胃液で酸化し、黒色に変化
・血液等の成分が消化液と混ざり、細菌による分解で粘稠度が増す

粘稠な黒色便

出血の部位

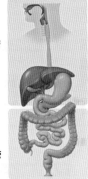

上部消化管

下部消化管

下血での注意

コールタール状の「タール便」では、上部消化管から大量に出血している場合があるので、バイタルサインをチェックする

血便での注意

出血性十二指腸潰瘍などで上部消化管に大量出血をきたしている場合でも、血便がみられる。バイタルサインをチェックする

■血便になる原因

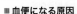
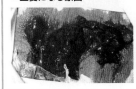

下部消化管（下部小腸、大腸、直腸、肛門）での出血

鮮血、栗色（えび茶色）の血液と混ざった便

③ 異常を示す便の色調・性状(水様便、粘液便、灰白色便)

■水様便を起こす原因

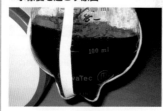

小腸型の感染性腸炎
・嘔吐を伴う
・脱水をきたす

過敏性腸症候群(IBS[*1])
・下痢と便秘を日単位で交互に繰り返す
・患者が兎糞様の便を訴える

■粘液便を起こす原因

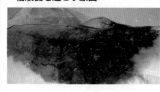

過敏性腸症候群(IBS)
・粘液だけの排泄

炎症性腸疾患(IBD[*2])、大腸型の感染性腸炎など
・血液成分が混ざる

■灰白色便を起こす原因

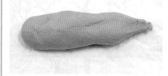

閉塞性黄疸
・膵臓がんや胆管がんなどの悪性腫瘍による胆管閉塞
・総胆管結石による閉塞

急性肝炎(A型肝炎など)
・胆汁分泌の減少

＊1 IBS：irritable bowel syndrome
＊2 IBD：inflammatory bowel disease

見てわかる喀痰

喀痰が「出る」場合には何らかの原因が存在すると考え、性状、色調、量の変化から、診断の手がかりをつかむ

1 異常を示す痰の性状、色調、量

痰はその性状から、膿性、粘膿性、粘性、漿液性に分類される。色調は「白色」～「淡黄色」が多いが、「緑色」「錆色」「茶色」や、血液の色を帯びた「血痰」や喀血などがみられる。喀痰量の増加は炎症性変化や気道への刺激による粘液分泌亢進などに起因する。

■喀痰の性状、色調から類推される主な原因

	色調	代表的な原因	判断・注意点
膿性	白黄色～淡黄色	急性咽頭炎、急性気管支炎、急性肺炎、感染性気管支拡張症	色調が濃くなる、粘度の増加に注意する
	緑色	緑膿菌が関連する場合、慢性気管支炎、びまん性汎細気管支炎、気管支拡張症の増悪	ふだんの喀痰量や性状との比較が有用な情報となる
	錆色	肺炎球菌性肺炎、肺化膿症、肺膿瘍	急激な量の増加に注意する
粘膿性	色調はさまざま(膿、粘液が混合)	急性咽頭炎、急性気管支炎、急性肺炎、細気管支炎、慢性気管支炎、感染性気管支拡張症	膿性度、粘度の増加に注意する
粘性	透明～白色	慢性気管支炎、細気管支炎、アレルギー性気管支炎	痰づまりに注意する
漿液性	透明～白色	心不全 ←肺水腫 (ときに、泡沫性、ピンク色) 肺胞上皮がん	ケア時に臥位にしない
血痰	茶、暗赤、血線入色	気管支拡張症、肺がん、肺梗塞、肺結核、肺真菌症、非結核性抗酸菌感染症	医師へ報告
血性	鮮紅色	肺出血、気管ー大動脈瘻、その他血痰と同様の原因	医師への報告 組織片を含む場合には吸引圧を下げる

2 検体に適する喀痰

検査室では喀痰を肉眼で観察し、実際に呼吸器系の異常を反映した、唾液の混入が少ない喀痰であるか否かを、Miller and Jones分類（下表）によって判定する。可能なかぎり、「P2」〜「P3」の喀痰を提出する。

■微生物検査への提出のめやす（Miller and Jones分類）

M1 M：mucous（粘性） 膿性部分を含まない 粘液性痰		
M2 膿性部分がわずかに 認められる粘液性痰		
P1 P：purulent（膿性） 膿性部分が1/3以下		
P2 膿性部分が1/3〜2/3		
P3 膿性部分が2/3以上		

≥CONTENTS≤

Part1 一般検査

Part2 血液検査

Part3　　生化学検査

Part4 免疫血清検査・輸血

Part5　細菌・微生物検査

Part6　病理検査

[資料提供]　**黒木ひろみ**（聖路加国際病院看護部ナースマネージャー）

●本書の注意点

> 本書では臨床でナースが扱うことの多い検査を取り上げ、基準
> 値と基準値を逸脱したときに考えられる疾患・病態などについ
> て解説しています。なお、基準値は、測定法や試験の種類によ
> って数値が異なるので、必ず各医療機関で使われている数値・単
> 位を確認してください。

項目目次 (五十音順)

【 欧 文 】

Part

1

一般検査

尿量

Urine volume

多尿（3,000mL/ 日以上）
- ●水分代謝異常による多量水分摂取（糖尿病、高カルシウム血症、バセドウ病、尿崩症、腎性尿崩症、慢性腎不全など）
- ●心因性多尿
- ●急性腎不全の回復期など

基準値：500〜2,000mL/日

乏尿（400mL/ 日以下）
- ●急性腎不全
- ●脱水：水分摂取不足、下痢、嘔吐、高熱

無尿（100mL/ 日以下）
- ●腎前性無尿：出血やショックで腎血流量と糸球体濾過量が低下したもの
- ●腎性無尿：糸球体障害など腎実質障害によるもの
- ●腎後性無尿：腎盂尿管の閉塞をきたす疾患によるもの

何をみる？

- ●1日の尿量を測定し、排尿回数、色、浮遊物、沈殿物などをみる。

脱水状態・心不全・敗血症等が疑われるときや、腎機能(濃縮力など)を把握したいときに検査する

どんなとき検査する?

- 脱水・心不全・敗血症等が疑われるときや、腎機能(濃縮力など)を把握したいときに実施する。
- 電解質、特にナトリウム(Na)異常の際には、尿量が治療の目安にもなる。
- 腎機能を正確に評価する目的で行う蓄尿検査では、尿量の情報は必須である。

注意点

- 尿量を計測する場合、開始時点で膀胱に貯留している尿は、それ以前に腎臓からつくられた尿であるため、必ず膀胱を空にしてから開始する。同じように、終了時には膀胱に貯留されている尿はそれ以前につくられた尿であるため、必ずすべてを回収する。

POINT

▷▷ 観察のポイント

- 水分摂取量との比較、排尿異常を引き起こす疾患の有無、手術との関連
- 発汗量、年齢、ストレス、排尿環境など尿量に影響を及ぼす要因との関連
- 治療薬や薬物の副作用による影響

尿比重

Specific gravity of urine

検体材料 ▶ 尿

高 高比重尿(1.025 超：濃縮尿)
- ●ネフローゼ症候群
- ●糖尿病
- ●心不全
- ●脱水(下痢、嘔吐、発汗)

基準値：**1.015〜1.025**

低比重尿(1.015 未満：希釈尿)
- ●尿崩症
- ●重度の腎不全
- ●慢性腎盂腎炎
- ●利尿薬投与時
低

何をみる？

- ●尿比重とは、尿中の水と水以外の割合を示したものをいう。
- ●尿には老廃物が含まれているため、その比重は水よりもやや高値となる。そのため、尿中における水分と水分以外の割合である尿比重を調べることで、腎機能などの状態を推測することができる。

どんなとき検査する？

- ●脱水状態にあるか否かを評価したいときや、腎の希釈・濃縮

力の評価をしたいときに実施する。

●電解質異常(特に低ナトリウム血症)の際は、尿比重を測定することで、治療の目安にすることがある。

他の検査との関連

●必ず尿量との関連をみながら判断する。尿量が異常に少なくても、尿比重が十分に高ければ、脱水によって腎が尿を最大に濃くし、自由水が必要以上に排出されないように対処していると判断できる。

POINT

▷▷ 観察のポイント

●高比重や低比重になる可能性のある疾患の症状についても観察し、原疾患の治療との関連において検査値の経過を観察する。

▷▷ ケアのポイント

●室温、湿度や衣類の調整などにより、体温調整を行い、脱水を予防する。

●水分摂取量と排尿量のバランスを確認する。適切な水分量を摂取できるように促すほか、電解質補給を目的に輸液を行う場合もある。水分の喪失が多い場合には、それに見合った水分補給ができているかを確認する。

尿pH

pH of urine

検体材料 尿

アルカリ尿(7.5 超)
- 尿路感染症
- 代謝性アルカローシス
- 尿路結石症の一部など

基準値：**4.5～7.5**

酸性尿(4.5 未満)
- 糖尿病による IV 型腎尿細管障害
- 痛風
- 代謝性・呼吸性アシドーシス
- アルコール中毒など

何をみる?

- 尿 pH は、尿がアルカリ性か酸性かを調べる検査で、体内の酸塩基平衡をある程度把握することができる。
- 健康であれば尿 pH は通常は弱酸性となるが、摂取した食物や運動などによって大きく変動する。

どんなとき検査する?

- 身体の pH を司る臓器は腎臓と肺であるため、アシドーシスやアルカローシスの際に、その原因を探るために、腎臓の尿酸性化能と呼吸状態を同時に評価する。

尿がアルカリ性か酸性かを調べることで、体内の酸塩基平衡をある程度把握することができる

- ●ただし、細菌尿ではウレアーゼが尿素を分解してアンモニア(NH_3)を産生し、アルカリ性となる(例外として、真菌感染でかつ尿糖陽性の際は発酵により尿 pH は酸性に傾く)[1]。

他の検査との関連

- ●動脈血ガス分析、尿電解質(Na、K、Cl など)と併せて病態生理を推測する。

POINT

▷▷ 観察のポイント

- ●尿 pH は、激しい運動の直後や動物性食品の多量摂取により酸性に、植物性食品の摂取後はアルカリ性に傾く。アセスメントを行う際は、他の検査値や症状、日常生活を踏まえる。

▷▷ ケアのポイント

①酸性尿
- ●安静を保持し、発熱に関する援助を行い、代謝亢進を抑える。
- ●薬物治療(炭酸水素ナトリウム注射など)が行われる場合は、確実に投与する。
- ●痛風の場合には、食事指導を行う。

②アルカリ尿
- ●尿路感染症疑いでは、水分摂取を促し、尿路の清浄化を図る。
- ●悪心・嘔吐があれば、電解質補正、水分出納の管理を行う。

1)金井正光ほか:臨床検査法提要 改訂第32版. 金原出版, 東京, 2005:161-218

尿タンパク

Urinary protein

検体材料 > 尿

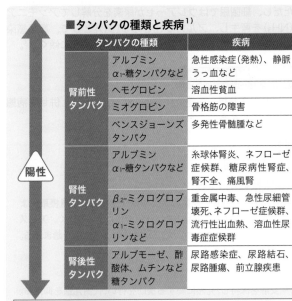

■タンパクの種類と疾病[1]

タンパクの種類		疾病
腎前性タンパク	アルブミン α_1-糖タンパクなど	急性感染症（発熱）、静脈うっ血など
	ヘモグロビン	溶血性貧血
	ミオグロビン	骨格筋の障害
	ベンスジョーンズタンパク	多発性骨髄腫など
腎性タンパク	アルブミン α_1-糖タンパクなど	糸球体腎炎、ネフローゼ症候群、糖尿病性腎症、腎不全、痛風腎
	β_2-ミクログロブリン α_1-ミクログロブリンなど	重金属中毒、急性尿細管壊死、ネフローゼ症候群、流行性出血熱、溶血性尿毒症症候群
腎後性タンパク	アルブモーゼ、酢酸体、ムチンなど糖タンパク	尿路感染症、尿路結石、尿路腫瘍、前立腺疾患

基準値	定性：陰性（−） 定量：150mg/日未満（蓄尿）

何をみる？

● 尿タンパクとは、尿中に排泄されるタンパクのこと。通常は糸球体で濾過され、尿細管で再吸収されるため、尿中にタン

パクはごく微量しか出現しないが、疾患などによって尿中にタンパクが漏れ出ることがある。

● 尿タンパクには運動性タンパク尿、起立性タンパク尿など、病的ではない一過性の尿タンパクがあることを留意しておく。

● 一般に、150mg/ 日以上の尿タンパクが排泄されると「タンパク尿」と呼ばれる。

どんなとき検査する?

● 腎疾患や尿管などに異常があると尿タンパクが出現するため、それらの臓器に疾患が疑われたときは重要な指標となる。

● 定性検査で陽性であれば、定量検査を実施する。

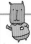 POINT

▷▷ 観察のポイント

● 慢性腎臓病（CKD [*1]）は自覚症状がなく、徐々に発症することが多いため、タンパク尿発生の時期と経過について情報収集し、全身状態と随伴症状について観察する。

全身状態	体重、水分摂取量、腹囲、血圧、貧血、倦怠感、易感染、食欲不振など
随伴症状	顔面紅潮、関節痛、腹痛、血尿、浮腫など

*1 CKD：Chronic kidney disease

1）栗原毅監修：パッと引けてしっかり使える検査値の読み方ポケット事典．成美堂出版，東京，2009：19．

尿糖

Urine sugar

検体材料 尿

血糖値も高値
- ●糖尿病
- ●クッシング症候群
- ●ステロイド投与時など

血糖値は正常
- ●腎性糖尿
- ●ファンコニ症候群
- ●妊娠
- ●薬物中毒など

基準値	定性：陰性 (ー) 定量：100mg/日以下 (蓄尿)

注意：新規糖尿病薬SGLT2阻害薬投与中の患者においては、積極的に尿糖を排出することで血糖値を下げるため、これらの患者では尿糖陽性となるがこの場合は異常ではない。

何をみる?

- ●尿糖とは、尿中に出現する糖(主にブドウ糖)のことを指す。
- ●ブドウ糖は健康人でも尿中にごく微量に存在するものの、糸球体で濾過された糖はほぼ100%近位尿細管で再吸収される。そのため、健康であれば通常の検査で検出されることはなく、尿定性試験の結果も陰性となる。しかし、疾患など異常が生じると血中のブドウ糖量が増え、血糖値が 130 ～ 170mg/

10

dL 以上になると、近位尿細管でのブドウ糖吸収閾値を上回るため、尿糖が陽性になる。

どんなとき検査する?

- 尿糖が陽性となる疾患で典型的なものが糖尿病であることから、糖尿病のスクリーニング検査として実施されることが多い。また、血糖値が正常にもかかわらず尿糖値が高い腎性糖尿の診断の補助として用いられる。
- 腎性糖尿でも尿糖が陽性となるが、糖尿病ではないため、尿糖単独の異常は病的意義は少ない。

他の検査との関連

- 糖尿病のスクリーニングとして用いられるため、血糖値などとの関連をみていく。

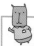

POINT

▷▷ 観察のポイント

排尿状態・尿検査についての情報収集	尿量、尿回数、尿の性状[尿比重、尿pH]、尿ケトン体など
糖尿病の随伴症状	口渇、多飲、多食、浮腫、体重減少、全身倦怠感、皮膚乾燥、易感染状態など

尿潜血

Urine occult blood

検体材料 尿

赤血球・ヘモグロビン尿(血尿出現)
- ◉腎・尿路系の炎症(急性・慢性腎炎、膀胱炎、尿道炎)
- ◉尿路結石
- ◉腫瘍(腎腫瘍、尿管腫瘍、膀胱腫瘍、前立腺がん)

ヘモグロビン尿
- ◉不適合輸血
- ◉溶血性貧血

ミオグロビン尿
- ◉心筋梗塞など

陽性

基準値：**定性：陰性（−）**

何をみる？

- ●尿潜血検査とは、尿中に存在する赤血球(RBC[*1])、ヘモグロビン(Hb[*2])、ミオグロビン(Mb[*3])を検出するための検査である。
- ●肉眼で明らかに血尿が認められるものを「肉眼的血尿」と呼ぶが、尿潜血では肉眼では確認できない「顕微鏡的血尿」を確認するために行われる。

尿中に存在する赤血球、ヘモグロビン、ミオグロビンを検出するために行う

他の検査との関連

- 慢性腎臓病(CKD)患者では必ず尿定性、尿沈渣をみる。タンパク尿＋血尿であれば糸球体腎炎の可能性が高くなる。
- 腎疾患以外で尿潜血を呈する場合は、尿路結石、悪性腫瘍を考え、尿細胞診検査など、精査を検討する。

注意点

- 女性の場合は月経血が混入していないかなどの確認をする。また、ビタミンC(アスコルビン酸)やテトラサイクリン系の抗菌薬の服用では、出血があっても偽陰性になることがあるため、検査前日からビタミンCを多く含む飲食物を摂取しない。

POINT

▷▷ 観察のポイント

①陽性の場合に疑われる疾患に関する情報収集
②他の検査との関連についての情報収集：尿沈渣やCKなどの値
③随伴症状の有無：疼痛、排尿困難感、排尿時痛の有無、残尿感の有無、発熱

＊1 RBC：Red blood cell　＊2 Hb：Hemoglobin　＊3 Mb：Myoglobin

尿沈渣

Urinary sediment

検体材料 › 尿

赤血球多数出現
- ●急性・慢性腎炎、腎結石、腎腫瘍、尿路結石、尿道炎、尿路腫瘍など

白血球多数出現
- ●尿道炎、膀胱炎、腎盂腎炎など

上皮細胞
- ●膀胱炎、尿道炎、膀胱がん、尿道がん、尿細管上皮では急性尿細管障害など

円柱
- ●急性・慢性腎炎、腎盂腎炎、ネフローゼ症候群、急性尿細管障害など

結晶
- ●腎結石、急性肝炎、痛風など

基準値	赤血球：1視野に5個以内 白血球：1視野に5個以内 上皮細胞：1視野に少数 円柱：1視野に0個 結晶：1視野に少量

何をみる?

- ●尿沈渣とは、尿を顕微鏡で観察し、赤血球、白血球、上皮細胞、円柱、結晶などを調べる検査である。

尿タンパク、尿潜血が陽性の場合、もしくは腎・尿路疾患
が疑われる場合に検査する

どんなとき検査する?

- 尿タンパク、尿潜血が陽性の場合、もしくは腎・尿路疾患が疑われる場合に行われる。
- 尿定性で異常があった際、もしくは異常がなくても慢性腎臓病（CKD）患者や急性腎障害（AKI）患者では、尿定性・尿沈渣をほぼ同時に検査する。

注意点

- 尿採取後、1時間以内の新鮮尿でみる。時間をおいてしまうと所見自体が不正確となるので注意する。
- 清潔に採尿した尿で検査する。特に女性の尿は、外陰部、腟などの分泌物中より多数の白血球、上皮細胞、細菌などが混入することが多いため、外陰部をよく清拭した後に排尿し、出始めの尿と終わりの尿を捨て、中間尿を採取するよう指示する。月経時の尿沈渣検査は無意味である。

POINT

≫ 観察のポイント

排尿状態と尿の性状や量の観察	排尿回数、1回排尿量、排尿時間と間隔、尿の性状（色、血尿の程度など）、排尿時のトラブル
腎・尿路疾患に伴う症状	叩打痛、排尿困難感、排尿時痛の有無、残尿感の有無、発熱、腹部膨満感、浮腫など

ケトン体

Urine ketone bodies

検体材料 ▶ 尿

陽性
- ◉糖尿病（特に糖尿病性ケトアシドーシス）
- ◉飢餓（糖質不足）
- ◉重度の脱水症
- ◉消化吸収障害

基準値：定性：陰性（−）

何をみる？

- ●ケトン体は一般に「アセトン体」とも呼ばれるが、正式にはアセト酢酸、β-ヒドロキシ酪酸、アセトンの総称である。
- ●糖分はエネルギー源として欠かせないが、何らかの異常によって糖分を正しく消費できなくなると、エネルギー源が消費できないために生命活動を維持できなくなる。そのとき、糖の代用品として肝臓から産生されるのがケトン体である。血中には、アセト酢酸が 25 〜 30％、β-ヒドロキシ酪酸が 65 〜 75％の割合で存在する。
- ●代用品という性質上、健康人であればケトン体は体内にほとんど存在せず、ケトン体が存在することは何らかの疾患があることを意味する。その代表的な疾患が糖尿病である。

どんなとき検査する？

- ●糖尿病などで糖代謝が低下するとケトン体が産生されることから、糖尿病のスクリーニングとして実施する。また、糖尿

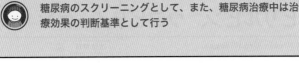

糖尿病のスクリーニングとして、また、糖尿病治療中は治療効果の判断基準として行う

病治療を行っている場合は、治療効果が上がっているか否かの判断基準の1つとしても利用される。

- ● 陽性となるのは、糖尿病性ケトアシドーシス、インスリン不足、飢餓、嘔吐などだが、激しい運動後、高脂肪食摂取後、発熱時などでも陽性となることがあるので注意する。

他の検査との関連

- ● 糖尿病性ケトアシドーシスは緊急性が高く、致死的な状態になり得るため注意が必要である。糖尿病性ケトアシドーシスが疑われる場合は、動脈血ガス分析にて代謝性アシドーシスの有無を調べる。

注意点

- ● 臨床で最も用いられる検査法は試験紙法で、この場合、採尿時は必ず排尿後2時間以内の新鮮尿を用いる。

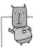

POINT

▷▷ 観察のポイント

① 全身状態の観察：意識状態、バイタルサイン、水分出納、口渇、多飲、脱水など。

② 腹部症状：食事摂取の状況、腹痛、悪心・嘔吐、下痢など。

③ 糖尿病に関する情報収集：血糖値、酸塩基平衡、インスリンの使用状況など。

1

一般検査

1
尿検査

ビリルビン、ウロビリノーゲン

Bilirubin, Urobilinogen

検体材料 > 尿

異常

ビリルビン、ウロビリノーゲンともに異常
- 肝細胞性黄疸(急性肝炎、肝硬変、薬物性肝障害)

ビリルビンのみ異常
- 閉塞性黄疸(肝腫瘍・結石、胆道閉塞)

ウロビリノーゲンのみ異常
- 溶血性黄疸(溶血性貧血、悪性貧血)

基準値	ビリルビン：定性：陰性 (−) ウロビリノーゲン：±〜1+ (弱陽性)

何をみる？

- ビリルビンは胆汁色素の主成分である。
- ウロビリノーゲンは、腸でビリルビンが腸内細菌によって還元された無色の物質である。
- ビリルビンは便や胆汁を黄褐色にし、血中に異常に増加すると黄疸をもたらす。
- 腸内で還元されたウロビリノーゲンの大部分は便によって排出されるが、一部は血中へと流れ、腎を通過した後に尿にわずかに(0.5 〜 2.0mg/ 日)排出される。そのためウロビリノーゲンは、健康人でも検査で弱陽性を示す。
- ウロビリノーゲンは肝機能障害や体内ビリルビンの生成亢進(内出血や血管内溶血など)などで増量する。抗菌薬の長期多

量投与時の腸内細菌による還元作用の低下や閉塞性黄疸などで減少する。

どんなとき検査する?

- 尿中のビリルビン、ウロビリノーゲンの試験は、肝・胆道系障害のスクリーニング、経過観察のために行われる。
- ビリルビン単独をみるために尿定性を出すことはほとんどないが、黄疸をきたす疾患の鑑別、経過判定の参考にする。また、ウロビリノーゲンだけをみるために尿定性を出すこともほとんどない。

注意点

- 尿ビリルビンは光により容易に分解されるため、新鮮尿で検査する。
- 尿ウロビリノーゲンは日内変動が大きいのが特徴で、夜間と午前中は少ないものの、午後2〜4時ごろに最も高値となる。そのため、採取する時間を一定にする必要がある。

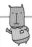

POINT

▷▷ 観察のポイント

全身状態	黄疸の程度、眼球結膜の黄染、倦怠感、瘙痒感、発熱、食欲不振など
便、尿の性状	便色、尿色

尿中β₂-ミクログロブリン

β₂-microglobulin

検体材料 > 尿

- 尿細管障害
- 糸球体腎炎（同時に尿細管障害をきたすことが多い）
- 悪性腫瘍
- 肝障害
- 腎不全
- 自己免疫疾患
- 尿毒症
- ファンコニ症候群など

基準値：200μg/L以下（随時尿）

何をみる?

- β₂-ミクログロブリン（β₂MG）は微量ながら、血液、唾液、乳汁、髄液などに存在する低分子タンパクである。
- 低分子であることから腎糸球体を自由に通過でき、近位尿細管で99.9%以上が再吸収されて異化される。また、尿細管に何らかの障害があると再吸収されず、結果として尿中β₂MG値が高くなる。

どんなとき検査する?

- 腎・尿細管障害が疑われたときに実施される。

腎・尿細管障害が疑われたときに行う検査で、早朝尿ではなく、新鮮尿を用いるのが望ましい

他の検査との関連

●尿中 β_2MG が上昇した場合、同時血中 β_2MG の測定を検討する必要がある。尿中に加え血中 β_2MG の上昇を認める場合は、骨髄腫や悪性リンパ腫などを疑う（これらの疾患では体内で β_2MG の産生が過剰となるため、尿中にあふれ出る）。

注意点

●酸性尿では正確な値が出ないため、早朝尿ではなく、新鮮尿を用いるのが望ましい。新鮮尿でない場合は、pH に影響を受けにくい尿中 α_1 ミクログロブリンで代用可能である。

POINT （糸球体腎炎の場合）

▷▷ 観察のポイント

全身症状	血圧、浮腫の有無、水分出納
排尿状態	排尿回数、尿量、尿の性状（色、血尿の有無）

memo

尿中微量アルブミン

Urine albumin

検体材料 ▷ 尿

- ●糖尿病性腎症
- ●動脈硬化
- ●尿路系異常(膀胱炎、前立腺炎など)

| 基準値 | 30mg/日以下 (蓄尿)
30mg/L未満、27mg/g・Cr未満 (随時尿) |

何をみる?

- ●微量アルブミン尿は、尿中のごく微量のアルブミン(Alb)を測定する検査。
- ●糖尿病には「神経障害」「網膜症」「腎症」の3大合併症があるが、そのうち糖尿病性腎症は、早期段階から尿中に Alb が排泄されるものの、通常の尿検査では検出することができず陰性と判断されてしまう。そこで有効となる検査が微量アルブミンで、30 〜 300mg/ 日あれば「微量アルブミン尿」の状態にあると判断される。
- ●微量アルブミン尿の段階は、まだ糖尿病性腎症の早期であるため、適正な治療を行うことによって健康な元の状態に戻れる可能性が高くなり、腎不全や顕性腎症への進行も遅らせることができる。

どんなとき検査する?

- ●糖尿病性腎症の早期発見、二次性腎疾患、原発性腎疾患の腎

糸球体障害の指標である。
- 微量アルブミンは血管内皮細胞の障害も反映しており、心血管系疾患のリスク要因としても知られている。
- 微量アルブミン尿という言葉は軽度な病態に聞こえるため、欧米では、アルブミン尿と表現している場合が多い。

注意点

- 微量アルブミンは日内変動が大きく、妊娠中や月経中でも変動する。特に過度な運動後に高値となりやすいため、安静時に尿を採取することを心がける。また1回の測定のみで判断せず、経時的に2回測定するのも方法である。

POINT （糖尿病性腎症の場合）

▷▷ 観察のポイント

全身状態	全身倦怠感、悪心・嘔吐、浮腫の有無、体重増加、血圧、水分出納
排尿状態	排尿回数、尿量、尿の性状
神経症状	手足のしびれ、神経障害、こむらがえりなどの有無
糖尿病の程度	血糖値、インスリンの使用、経口糖尿病薬の服薬状況

尿中Nアセチル-β-D-グルコサミニダーゼ [NAG]

N-acety-β-D-glucosaminidase

検体材料 尿

高
- ●ネフローゼ症候群
- ●急性・慢性腎不全
- ●糸球体腎炎
- ●間質性腎炎
- ●糖尿病性腎症など

基準値	1.8～6.8U/日 (蓄尿)
	1.0～4.2U/L、1.6～5.8U/g・Cr (随時尿)

低
- ●臨床的意義は少ない

何をみる?

- ●尿中 N アセチル-β-D-グルコサミニダーゼ(NAG)は酵素の1つで、前立腺と腎臓にあり、なかでも近位尿細管に多く存在する。生理作用は明らかになっていない。分子量が大きいため、健康人の場合には尿中に NAG はほとんど出ない。
- ●NAG が尿中に出現するのは、糸球体・腎尿細管障害時などだが、特に多いのは尿細管障害時で、NAG は近位尿細管由来の逸脱酵素と考えられている。

どんなとき検査する?

- ●主に尿細管障害や腎の異常の早期発見に用いる。また、モニタリングとしても有用で、腎移植後、薬物による腎尿細管障

主に尿細管障害や腎の異常の早期発見に用いられる検査で、腎障害を疑う場合は腎機能を同時に評価する

害時の経過観察にも用いられる。

他の検査との関連

● 近位尿細管の破壊を示すマーカーであるため腎障害を疑う場合は、腎機能(BUN*1、Cr*2)を同時に評価する必要がある。

注意点

● 尿中 NAG の活性には日内変動があり、一般に朝が最も高く、昼〜夜中に低値となる。常温保存では数日で活性が低下するため、冷蔵または冷凍で保存するか、早朝尿を検体材料とすることが多い。

● 酸性尿(pH4.0 以下)、アルカリ尿(pH8.0 以上)のときは活性が低下することによって、低値となることがあるので注意する。

POINT （慢性腎不全の場合）

▷▷ 観察のポイント

バイタルサイン	高血圧、呼吸困難感、不整脈の有無、体温
全身症状	水分出納、体重、浮腫の有無、食欲不振、悪心・嘔吐、倦怠感、脱力感、貧血症状
排尿状態	排尿回数、尿量、尿の性状(色、血尿の有無)、乏尿をきたした時期

---

*1 BUN：Blood urea nitrogen　*2 Cr：Creatinine

便潜血反応

Fecal occult blood test

検体材料 > 便

食道～十二指腸
● 食道炎、食道潰瘍、食道がん、胃潰瘍、胃がん、急性胃粘膜病変など

小腸～肛門
● クローン病、大腸がん、大腸ポリープ、潰瘍性大腸炎、過敏性大腸炎、過敏性腸症候群、内・外痔核、痔瘻など

基準値：陰性（−）

何をみる？

● 口から肛門までの消化管のいずれかの箇所で出血があると便に血液が混ざる。量が多いと肉眼で確認できるが、量が少ないと確認できない。そこで、微量の血液を検出するために行うのが便潜血反応である。

● 便潜血反応には化学法と免疫法がある。以前は糞便中のペルオキシダーゼ作用をみる化学法が行われていたが、現在は糞便中のヒト由来のヘモグロビン（Hb）に特異的な反応を示す免疫法が主流である。

どんなとき検査する？

● 消化管出血が疑われるときに施行する。

消化管出血が疑われるときに施行するもので、化学法と免疫法がある

他の検査との関連

- 免疫法は下部消化管出血のスクリーニング検査として広く用いられる。その理由は、上部消化管の出血では胃液により消化されて、Hb の抗原性が失われることにより陰性となるためである。ただし、大量の上部消化管出血の場合は陽性となる。
- 免疫法による便潜血陽性者に対しては、下部消化管出血を考えて、大腸内視鏡検査が計画される。大腸に出血源のない場合には化学法を実施し、上部消化管内視鏡検査を行う。

注意点

- 免疫法の場合、検体の保存状態が不良だと抗原性が失われ、偽陰性を呈することも起こり得るため、必ず専用容器に保存し、2日以内に提出する。

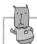

POINT

▷▷ 観察のポイント

消化器症状	胃部不快、腹痛、腹部膨満感、腹部緊満など
排便状況	便の太さ、残便感、便秘、下痢、タール便の有無など
全身状態	バイタルサイン、貧血症状、歯肉出血の有無、痔出血の有無

寄生虫卵検査

Fecal helminth egg test

検体材料 ▷ 便

■検査法と寄生虫卵[1]

検査法	寄生虫卵
直接塗抹法	回虫卵
浮遊法	鉤虫卵、東洋毛様線虫卵(比重の低い虫卵)
沈殿法	吸虫卵、鞭虫卵(比重の高い虫卵)
セロファンテープ法	鞭虫卵、無鉤条虫卵、有鉤条虫卵

何をみる?

● 便中の寄生虫卵の有無を調べる検査である。

どんなとき検査する?

● 旅行者下痢症の鑑別の際に用いることが多い。アメーバ症、ジアルジア症(ランブル鞭毛虫症)を考慮した際にも行う。

● セロファン法は寄生虫卵検査の１つである。蟯虫症は小学校の感染率が５％程度といわれており、５歳を中心に高い感染のピークがみられる。

● アメーバ症はアジアでの旅行後１か月程度で発症した例が多いとされている。ほとんど自覚症状がない例から急性腹症に至る重症例までさまざまである。

● ランブル鞭毛虫は世界中に広く分布するが、感染者は熱帯・亜熱帯を中心とした衛生環境が不良な地域に多くみられる。わが国でも旅行者下痢症の代表的なものであり、推定感染地

旅行者下痢症の鑑別の際に行う検査で、下痢便でも普通便でもよい

域はアジアが7割程度である。5類感染症に指定されている点も注意されたい。潜伏期は2～3週間程度といわれ下痢が主症状のことが多いが、重症度はさまざまである。

●蟯虫症は経口感染がメインである。また、感染者が家族内で認められた場合には、そのほかの家族のメンバーも検査をするのが一般的である。

注意点

●下痢便でも普通便でも検査には支障がない。

POINT

▶▶ 観察のポイント

日常生活	生活地域や環境、渡航歴の有無、食事摂取状況、衛生状況、同症状者の有無
全身状態	栄養状態
排便状態	便の性状、肛門周囲の瘙痒感など
駆虫薬使用の状況	内服状況の確認

memo

1）江口 正信：検査値早わかりガイド改訂・増補3版. 医学芸術社, 東京, 2009：48.

便性状

Stool condition

検体材料 ▷ 便

■便の性状と考えられる疾患名

便の性状	疾患名
タール便	胃がん、胃・十二指腸潰瘍、食道静脈瘤、急性胃粘膜病変
血便	大腸がん、直腸がん、大腸炎、潰瘍性大腸炎
灰白色便	胆道閉塞、重症肝炎、胆石症、胆管がん
形状が細い	大腸がん、直腸がん
兎糞状便	過敏性腸症候群など

何をみる?

● 便の形や硬さ、色調や付着物から、腸管の消化・吸収・分泌の状態、腸蠕動、狭窄の有無、出血や炎症、胆汁色素排泄の状況を判定する。

● 顕微鏡レベルの検査では食物残渣や異常産生物(粘液、膿、血液、結石、組織成分、結晶など)の有無などを検査する。

どんなとき検査する?

● タール便、血便、灰白色便、形状が細いときなどに検査を行う。

性状からわかること

◎タール便

● コールタールは語源で黒い便を指す。黒色便ともいう。上

部消化管（食道、胃、十二指腸）などでの出血が酸化されることにより黒色を呈する。なお、鉄剤の内服者でも黒色便が出るので注意が必要である。

●便に赤い血が混じった状態を指す。下部消化管である大腸の病変で起こることが多いが、痔核でも起こる。

◎灰白色便

●便は胆汁によって色がついており、灰白色、つまり染まっていないときには胆汁の分泌障害を疑う。胆石や胆嚢がんなどで症状が起こることがある。また、膵臓に炎症がある場合でもアミラーゼの分泌障害により消化しきれないまま便となるため、灰白色を呈することがある。

●ロタウイルスやコレラ感染でも灰白色を呈する場合がある。

◎形状が細い

●大腸がん、直腸がん、肛門狭窄などで起こることがある。診断確定には下部消化管内視鏡や透視検査が必要となる。

POINT

▷▷ 観察のポイント

排便状況	便秘や下痢、排便回数、量、便色、痔の有無など
全身状態	黄疸の有無、倦怠感など
腹部症状	腹痛、腹部膨満感、腸蠕動音など

脳脊髄液

Cerebrospinal fluid

検体材料 > 髄液

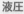異常とその原因

液圧
- ◉上昇：髄膜炎、脳炎、脳浮腫
- ◉下降：重症の脱水状態、クモ膜下腔の閉塞

性状
- ◉混濁：髄膜炎
- ◉血性：クモ膜下出血、脳出血
- ◉黄色：クモ膜下出血で数時間以上経過したもの

細胞数／種類
- ◉リンパ球増加：髄膜炎（ウイルス性、結核性など）
- ◉好中球増加：化膿性（細菌性）髄膜炎

総タンパク量増加
- ◉髄膜炎、脳出血、脳腫瘍、脊髄腫瘍など

糖
- ◉増加：高血糖
- ◉減少：髄膜炎、がん性髄膜炎

クロール減少
- ◉髄膜炎

基準値
液圧：60～150mmH₂O
性状：無色、水様透明
細胞数／種類：0～5/μL、リンパ球70%・単球30%
総タンパク量：15～45mg/dL
糖：45～85mg/dL
クロール：120～130mEq/L

髄膜炎、脳炎などの中枢感染症や、自己免疫性炎症性神経
疾患、悪性腫瘍の髄膜浸潤が疑われるときに検査する

何をみる?

- 脳脊髄液は、脳室と脊髄のクモ膜下腔に存在する無色透明な液で、成人の場合、約500mL/日ほど産生されている。髄液と略されることもある。
- 脳や髄液に異常があると、髄液の性状や液圧などが変化する。

どんなとき検査する?

- 髄膜炎、脳炎などの中枢感染症を疑うときや、ギラン・バレー症候群、多発性骨髄腫に代表される自己免疫性炎症性神経疾患、また悪性腫瘍の髄膜浸潤を疑うときに施行する。
- 軽微なクモ膜下出血が考えられるときにも、髄液への血液の混入をみるために施行する。

注意点

- 検体は約1mLずつスピッツに分け、1本目は最も清潔と考え、細菌培養検査、2本目は生化学、3本目は細胞数、4本目はその他検査(悪性腫瘍の浸潤を疑う細胞診の提出など)に提出する。
- 髄液検査は侵襲的な検査であり、いつでも再検査できるわけではないために保存検体の採取を行うことが多い。清潔に、異物の混入がないように検体を保存する必要がある。
- 検体採取では、患者の姿勢の保持に注意する。
- 髄液糖の評価は血糖と比較して行うため、血糖の測定も同時に行う。採取した髄液はすみやかに検査室に届ける。

胸水

Pleural effusion

検体材料 ▶ 胸水

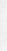

異常とその原因

漏出性（全身性）
- うっ血性心不全、腎不全、肝不全、低アルブミン血症、上大静脈症候群

滲出性（局所的）
- 腫瘍性、感染症（肺炎、胸膜炎）、呼吸器疾患（アスベスト、サルコイドーシス）、食道疾患（食道破裂、膵臓疾患）、自己免疫疾患（関節リウマチ、全身性エリテマトーデス[SLE *1]など）など

その他
- 膿胸、血胸、乳び胸などの特殊な状況

基準値：成人の健康人でごく少量存在する

何をみる？

- 胸水とは、胸膜腔に存在する液体のことを指し、健康人でも少量存在する。産生と吸収の均衡が崩れると胸水が貯留する。

どんなとき検査する？

- 原因不明の胸水を認めたときに実施する。胸水はその病因によって治療法が異なるので、原因不明の胸水を認めたときには治療方針を決定するために穿刺を検討する。

「漏出性胸水」は、心不全、腎不全、肝不全などの全身疾患を示唆する。「滲出性胸水」では腫瘍や肺炎などの疾患が示唆される

● 細胞診、腫瘍マーカーを調べることによって悪性の有無を調べたり、培養、PCR 法の施行などで病原微生物の同定を行うことができる。

注意点

● 血小板減少時や凝固能異常があれば、胸腔穿刺適用を慎重に検討する必要がある。
● 検査中〜検査後の安静が必要であるため、患者にはあらかじめ排尿・排便を促す。
● 穿刺部位に応じた体位を保持できるよう、枕やオーバーテーブルを用い整える。

POINT

▷▷ 観察のポイント

胸水の状態	量、性状、色調、臭気
呼吸状態	呼吸音の減弱・消失の有無、SpO_2や動脈血ガス分圧、呼吸困難、咳嗽の有無
気胸の症状	胸痛、呼吸困難、乾性咳嗽、発熱など
全身状態	水分出納バランス、体重変化

＊1 SLE：Systemic lupus erythematosus

腹水

Ascites

検体材料 ▶ 腹水

異常とその原因

漏出性（全身性）
● うっ血性心不全、ネフローゼ症候群、肝硬変
滲出性（局所的）
● 腫瘍性、胸膜炎、胆嚢炎、膵炎

基準値 ： 成人の健康人でごく少量存在する

何をみる？

● 腹腔内に異常に貯留した液体のことを指す。健康人でも存在するが、何らかの疾患によって静脈圧や門脈圧などの変化が起こることで腹水が生じるとされる。

どんなとき検査する？

● 腹水は胸水に比べ原因がはっきりしていることが多い（原因として肝硬変 81％、がん 10％、心不全 3％、結核 2％など）。臨床では、感染性腹水かどうかの診断目的、原因不明時の精査目的、出血の有無を確認する場合などに施行する。

他の検査との関連

● 腹水と血清アルブミン（Alb）との比較が重要である。
● 重要な計算式に SAAG（Serum-ascites albumin gradient）［血清アルブミン－腹水アルブミン］がある。「SAAG≧1.1g/dL」

であれば門脈圧が亢進して腹水が漏れ出ている状況といえ、肝硬変、アルコール性肝炎、うっ血性心不全、広範囲肝移転、収縮性心膜炎などが考えられる。「SAAG＜1.1g/dL」の場合は、がん性腹膜炎、結核性腹膜炎、膵炎、ネフローゼ症候群などが考えられる。

注意点

- 培養提出する場合には清潔操作を行う必要がある。アスピレーションキットを使用し、腹水穿刺を行う場合は、アスピレーションの事故抜去防止のため、キットの固定に十分注意する。
- 腹水を急速に穿刺すると、血圧の低下を認めたり、肝硬変患者であれば肝性脳症の増悪につながることがあるため、穿刺の速度・量には注意を要する。

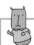

POINT （腹水貯留患者の場合）

▷▷ 観察のポイント

- 腹部緊満、腹部膨満感の有無、程度
- 悪心・嘔吐、食欲不振の有無
- 呼吸困難の有無（腹水貯留に伴い、横隔膜が圧迫・挙上され呼吸困難が生じやすい）
- 浮腫の有無、程度
- 水分出納バランス、腹囲や体重の変化

骨髄検査

Bone marrow biopsy

検体材料 > 骨髄

有核細胞数の増加
- 急性白血病、骨髄異形成症候群、慢性骨髄性白血病

巨核球数の増加
- 特発性血小板減少性紫斑病、慢性骨髄増殖性疾患

基準値	有核細胞数：100〜250×10³/μL 巨核球数：50〜150/μL

有核細胞数の減少
- 再生不良性貧血、低形成性白血病などの治療

何をみる？

- 骨髄とは、骨の中心部に存在するやわらかい組織で、白血球や赤血球などの血球を産生する、いわゆる造血組織である。
- 骨髄検査は、血液検査異常や悪性腫瘍の浸潤が疑われるときに施行されるものであり、結果により確定診断をすることができる。

どんなとき検査する？

- 汎血球減少や血液成分に異常が認められる場合など、血液異常の診断や病態把握目的、また結核など一部の感染症の診断を目的に行われる。

血液検査異常や悪性腫瘍の浸潤が疑われるときに行う

注意点

- 塗抹標本は凝固するのでただちに作製する必要がある。塗抹標本はヘパリンを加えないが、染色体検査、細胞表面抗原検査には採取液にヘパリンを加えるなど、検体によって保存方法が異なるため注意する。
- 苦痛を伴う検査であるため、穿刺に伴う患者の不安に配慮し、検査の目的や方法を説明し、理解を得る。
- 検査後は30〜60分のベッド上安静が必要であるため、患者にはあらかじめ排尿・排便を促す。

POINT

▷▷ 観察のポイント

- 検査後は、穿刺部の疼痛、出血、血圧低下などのショック症状に注意する。特に出血傾向のある患者は穿刺部の圧迫固定に留意し観察する。
- 骨髄検査を必要とする患者の観察は、血球数、血液像、出血時間などの各種データのほか、貧血症状、出血傾向、感染徴候についてみる。

関節液

Synovial fluid

検体材料 > 関節液

異常とその原因

色調
① 透明〜黄色：変形性関節症など
② 不透明〜半透明：関節リウマチ、痛風など
③ 不透明〜黄（緑）色：化膿性関節炎

白血球数
① 200 〜 2,000/μL：変形性関節症、外傷性関節炎など
② 2,000 〜 50,000/μL：関節リウマチ、痛風など
③ 50,000/μL 以上：細菌感染性関節炎、結核性関節炎、ウイルス性関節炎など

基準値
色調：淡黄色
透明度：透明
粘稠性：強度の粘稠
白血球数：200/μL以下

何をみる？

● 関節液は「滑液」とも呼ばれ、関節の骨と骨の間にある透明の粘性の液体で、関節軟骨を覆って潤滑液の作用をもっている。
● 潤滑液の作用があるのは、関節液成分の1つであるヒアルロン酸が、高い粘性を有していることによる。

関節の腫脹や疼痛を認めたときに化膿性（細菌性）、非化膿性、結晶性（痛風、偽痛風）、外傷性関節炎などの鑑別のために検査する

どんなとき検査する?

● 関節の腫脹や疼痛を認めたときに、化膿性（細菌性）、非化膿性、結晶性（痛風、偽痛風）、外傷性関節炎などを鑑別するため施行する。

他の検査との関連

● 関節液のグラム染色、細菌培養、および白血球数、糖の値を測定することによって鑑別を行う。

POINT （穿刺後）

▷▷ 観察のポイント

● 検査後は、穿刺部の疼痛、出血、感染徴候に注意し観察する。

関節の症状の有無	疼痛、腫脹、熱感、運動制限、関節変形
全身症状	発熱、全身倦怠感、易疲労感

memo

MEMO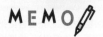

Part

2

血液検査

白血球数 [WBC]

White blood cell

検体材料 血液

●肺炎、扁桃炎、急性虫垂炎などの感染症
●白血病
●心筋梗塞
●アレルギー性皮膚炎などのアレルギー疾患など
●ステロイド使用

基準値	成人：4,000～8,000/μL 小児：5,000～13,000/μL 幼児：5,000～18,000/μL 新生児：9,000～30,000/μL

●重症敗血症
●再生不良性貧血
●急性白血病
●全身性エリテマトーデス(SLE*¹)
●抗がん剤投与など

何をみる?

● 白血球(WBC)は、侵入する異物や細菌を取り入れ消化分解する作用がある。
● 炎症性疾患などが起こると細菌などを消化分解するために白血球数も増加する。
● 白血球減少時は化学療法後の骨髄抑制による影響や、血液疾患、膠原病、薬物の影響などを考える必要がある。

44

感染症や血液疾患などを含め、さまざまな疾患、病態にて異常値を示す。日常診療に必要不可欠な検査である

どんなとき検査する?

- 白血球数は、感染症や血液疾患などを含め、さまざまな疾患、病態で異常値を示すため、日常診療に必要不可欠な検査である。

他の検査との関連

- 白血球には、好中球、リンパ球、好酸球、単球、好塩基球がある。白血球数の増加、減少時には白血球分画を確認する。
- 白血球増加症では、臨床上感染を示唆する可能性が最も高い。C反応性タンパク(CRP[*2])や赤血球沈降速度(ESR[*3])など急性炎症性刺激によって上昇し得る検査項目も合わせて判断する。ただし、白血球はCRPよりも早期に上昇することが知られており、留意する必要がある。
- 白血球減少症では、赤血球、血小板の値にも注目する。

注意点

- 点滴施行部位の上流で採血すると白血球低値を認めることがあり、採血部位に注意する。
- 白血球数は、感染症による炎症所見があっても、初期では増加しないこともある。この場合には時間をおいて測定する。
- 激しい運動や入浴直後、食直後などには一時的に増加するため、安静時や食前に採血を行うことが望ましい。

*1 SLE : Systemic lupus erythematosus *2 CRP : C-reactive protein
*3 ESR : Erythrocyte sedimentation rate

白血球分画

White blood cell differentiation

検体材料 血液

増

好中球
- 細菌感染症、白血病、心筋梗塞、外傷、熱傷、ステロイド使用など

リンパ球
- リンパ性白血病、ウイルス感染症など

好酸球
- アレルギー疾患、猩紅熱、寄生虫病など

単球
- 結核、慢性骨髄単球性白血病、麻疹などの発疹性の感染症など

好塩基球
- 慢性骨髄性白血病、アレルギー疾患など

基準値	
	好中球：40〜60%
	リンパ球：30〜45%
	好酸球：3〜5%
	単球：3〜6%
	好塩基球：0〜2%

減

好中球
- 再生不良性貧血、急性白血病、ウイルス感染症など

リンパ球
- 感染症（結核、HIV*¹など）、全身性エリテマトーデス（SLE）など

何をみる?

● 白血球分画とは、白血球の割合を種類別に百分率で表したものを指す。

どんなとき検査する?

■白血球の種類と増減に伴う症状・疾患

好中球	増加：感染症、炎症。ステロイド投与による影響
	減少：白血病や再生不良性貧血などの血液疾患。その他、重症の感染症や、抗悪性腫瘍薬投与による骨髄抑制の影響
リンパ球	増加：各種ウイルス感染症
	減少：全身性エリテマトーデスやHIV 感染症など
好酸球	増加：アレルギーや寄生虫感染。慢性的に1,500μL以上の好酸球が持続する場合は好酸球増加症候群(HES*2)を考える
単球	増加：結核、慢性骨髄単球性白血病など
好塩基球	増加：慢性骨髄性白血病など

注意点

● 採血後2～3時間で測定するのが望ましい。

● 白血球数は、感染症による炎症所見があっても、初期では増加しないこともある。この場合には時間をおいて測定する。

● 激しい運動や入浴直後、食直後などには一時的に増加するため、安静時や食前に採血を行うことが望ましい。

＊1 HIV：Human immunodeficiency virus
＊2 HES：Hypereosinophilic syndrome

赤血球数［RBC］、ヘマトクリット値［Ht］、ヘモグロビン量［Hb］

Red blood cell / Hematocrit / Hemoglobin ｜検体材料｜ 血液

- ●真性多血症
- ●慢性呼吸器疾患などの二次性多血症
- ●ストレス、脱水など

基準値

赤血球数：男性：430〜570×10⁴/μL
**　　　　　女性：380〜500×10⁴/μL**
ヘマトクリット値：男性：39〜52%
**　　　　　　　　　女性：34〜44%**
ヘモグロビン量：男性：13.5〜17.5g/dL
**　　　　　　　　女性：11.5〜15.0g/dL**

- ●貧血（再生不良性貧血、鉄欠乏性貧血、鉄芽球性貧血、溶血性貧血、腎性貧血など）
- ●肝障害、出血など

何をみる？

- ●赤血球（RBC）は、円板状の形態をした血液の主成分の1つで、全重量の約1/3をヘモグロビン（Hb）が占めている。Hbは酸素を身体の各組織に運び、二酸化炭素を肺に放出するはたらきがある。
- ●ヘマトクリット（Ht）とは、血液中に占める赤血球の容積比率のことを指す。

日常的にスクリーニング目的で、貧血と赤血球増加症の有無とその程度を調べるために検査する

どんなとき検査する?

● 貧血と赤血球増加症の有無とその程度を調べるために行う。
● スクリーニングを目的に、日常的に検査する。

注意点

● 性別、年齢、測定時体位で変化する。臥位では立位よりも約10%低値になるため、入院中は一定の体勢で測定する。
● 採血時は、凝固を阻止するために、短時間で行い、すみやかに専用採血管に分注し転倒混和する。
● 疾患によっては短時間に血球変性を起こすため、検体はすみやかに検査室に届ける。激しい運動後は、赤血球量の増加が認められるので、できるかぎり安静の状態で採血する。

POINT

▷▷ 観察のポイント

高値	● 胸痛、呼吸困難、頭痛、のぼせ、めまい、耳鳴り、鼻出血、出血傾向、瘙痒、チアノーゼ、脱水の程度、ストレスの有無、激しい下痢・嘔吐、熱傷の程度
低値	① 一般症状 　● 動悸、めまい、息切れ、立ちくらみ、皮膚・粘膜蒼白、頭痛 ② 身体的所見 　● 黄疸(溶血性貧血)、貧血様結膜、舌炎、爪の変形、神経症状(悪性貧血)、反射消失

赤血球粒度分布幅 [RDW]

Red blood cell distribution width | 検体材料 ▶ 血液

 高

●葉酸欠乏症
●ビタミン B₁₂ 欠乏症
●自己免疫性溶血性貧血
●骨髄線維症
●貧血性異常血色素症
●サラセミアなど

| 基準値 | 11.5～13.8% (CV法) |
| | 50fL以下 (SD法) |

 低

●臨床的意義は少ない

何をみる?

●赤血球粒度分布幅(RDW)とは、赤血球サイズのばらつき(赤血球大小不同)を表す値である。

どんなとき検査する?

●貧血の鑑別を行うときに参照にする。

他の検査との関連

●平均赤血球容積(MCV [*1])と RDW との組み合わせにより貧血の鑑別が可能である。
●RDW 低値は臨床上有用でなく基準値、高値に意味をもつ。

赤血球サイズのばらつきを表す値で、貧血の鑑別の際に検査する

注意点

● 採血時は、凝固を阻止するために短時間で行い、すみやかに転倒混和する。また、疾患によっては短時間に血球変性を起こすため、検体はすみやかに検査室に届ける。

● 激しい運動後は赤血球量の増加が認められるので、できるかぎり安静の状態で採血する。貧血傾向にある患者は、採血中に気分が悪くなり失神することもあるため、患者の顔色などに注意して採血を行う。

POINT

▷▷ 観察のポイント

▶MCVと合わせて貧血の種類を想定した観察を行う。

	MCV高値	MCV正常	MCV低値
RDW高値 (不均一分布)	葉酸欠乏症、ビタミンB$_{12}$欠乏症、自己免疫性溶血性貧血	鉄または葉酸欠乏症の初期、骨髄線維症、貧血性異常色素症	鉄欠乏症、サラセミア、ヘモグロビン異常、赤血球破砕症候群
RDW正常 (均一分布)	再生不良性貧血、前白血病状態	慢性肝疾患、輸血の実施、出血後の貧血、白血病、化学療法の実施	サラセミア、慢性疾患

* 1 MCV：Mean corpuscular volume

赤血球恒数 [MCV、MCH、MCHC]

Mean corpuscular volume/Mean corpuscular
Hemoglobin/Mean corpuscular hemoglobin concentration | 検体材料 > 血液

異常値と予測される疾患

MCV：80fL 以下、MCH：26pg 以下
◉小球性低色素性貧血(鉄欠乏性貧血、鉄芽球性貧血、サラセミア)

MCV：81～100fL、MCH：26～35pg
◉正球性正色素性貧血(溶血性貧血、急性出血、腎性貧血、再生不良性貧血)

MCV：101fL 以上、MCHC：32～36%
◉大球性正色素性貧血(巨赤芽球性貧血、再生不良性貧血など)

基準値

MCV：85～102fL
MCH：28～34pg
MCHC：男性：31.6～36.6%
　　　　女性：30.7～36.6%

何をみる?

●貧血の種類によって、赤血球数(RBC)、ヘモグロビン(Hb)濃度、ヘマトクリット(Ht)値の関係は変化する。その関係を調べることで貧血の種類を知ることができるのが、赤血球恒数である。

どんなとき検査する?

●Hb の値が低値で貧血を認めるときに参考にする。

ヘモグロビンの値が低値で貧血を認めるとき、貧血の種類を知るために検査する

注意点

- 性別、年齢、測定時体位で変化する。臥位では立位よりも約10％低値になるため、入院中は一定の体勢で測定する。
- 採血は、凝固を阻止するために短時間で行い、すみやかに転倒混和する。
- 疾患によっては短時間に血球変性を起こすため、検体はすみやかに検査室に届ける。激しい運動後は赤血球量の増加が認められるため、できるかぎり安静の状態で採血する。
- 貧血傾向にある患者は、採血中に気分が悪くなって失神することもあるため、患者の顔色などに注意して採血を行う。

POINT （貧血症状）

▷▷ 観察のポイント

- 息切れ、動悸、耳鳴り、しびれ、集中力の低下、皮膚知覚異常、食欲不振、舌炎、便秘、発熱、発汗

memo

網状赤血球数

Reticulocyte

検体材料 血液

●出血、溶血性貧血
●化学療法後、あるいは貧血治療後の造血回復期

基準値：0.8〜2.2%

●再生不良性貧血、赤芽球癆、白血病、骨髄異形
　成症候群、骨髄線維症、骨髄抑制(薬剤性)など
●鉄・葉酸の欠乏
●ビタミンB₁₂欠乏(網状赤血球数正常〜増加もあり)
●エリスロポエチン不足(腎機能障害)
●甲状腺機能低下症、慢性炎症性疾患など

何をみる?

●網状赤血球とは、赤芽球が脱核したばかりの赤血球のこと。
　24〜48時間後には通常の赤血球になる。網状赤血球数は、
　骨髄赤血球造血能の指標となる。
●網状赤血球は、相対比率(%や‰)ではなく絶対数で評価する
　ことが重要で、網状赤血球数は以下の式で計算する。

網状赤血球絶対数＝全赤血球数×網状赤血球割合(%あるいは‰)

●網状赤血球絶対数が、>10万/μLの場合は急性出血や溶血
　等を考える。

どんなとき検査する?

● 貧血の鑑別や化学療法後の造血回復の指標として用いる。
● 貧血の鑑別に必要な検査項目と総合して病態を鑑別する。

注意点

● 貧血があるのに見合った網状赤血球数増加がない状態は、造血能が正常に機能していないことを意味する。
● 凍結保存できないため、取り扱いに注意する。

POINT

▷▷ 観察のポイント

● 一般的な貧血の症状(顔面蒼白、倦怠感、動悸、息切れなど)の有無に加え、貧血の種類による特徴的な症状を観察する。
● 骨髄における赤血球の生産状態や造血機能の状態を予測し、治療効果と合わせた患者の観察を行う。
● 骨髄の造血機能は末梢血の網状赤血球に反映されるが、骨髄での造血回復が末梢血での網状赤血球へ反映されるのにはタイムラグがあることを考慮して患者の観察を行う。
①網状赤血球数の増加または減少に対する観察を行う
②網状赤血球数の減少においては血小板数や白血球数の減少と合わせた観察を行う

血小板数 [PLT]

Platelet

検体材料 > 血液

高
- ●本態性血小板血症
- ●慢性骨髄性白血病
- ●真性多血症
- ●出血、外傷、脾臓摘出後など

基準値：**15~34×10⁴/μL**

- ●再生不良性貧血
- ●急性白血病
- ●巨赤芽球性貧血
- ●播種性血管内凝固症候群(DIC *¹)
低
- ●特発性血小板減少性紫斑病、肝硬変など

何をみる?

●血小板(PLT)は血液中の有形成分の1つ。主な作用は止血で、血管が損傷を受けると、血管壁に集まって出血を防ぐはたらきがある。

どんなとき検査する?

●出血傾向を認めた場合や、血液疾患・感染症・肝疾患、膠原病を疑うときに実施する。

出血傾向を認めた場合や、血液疾患・感染症・肝疾患、膠原病を疑うときに検査する

注意点

● 採血にあたっては、血液の凝固を完全に阻止するため、決められた量を正確に専用試験管に分注し、すみやかに EDTA[*2]（抗凝固剤）と反応させる。また、採血後は止血を確認し、採血部位の皮膚の清潔の保持を行う。

 POINT

▷▷ 観察のポイント

増加	●血栓症の疾患の有無とその程度 ①脳梗塞の有無 ・意識状態と麻痺の出現と程度 ②心筋梗塞の有無 ・胸痛の有無と程度 ③四肢の小動脈血栓 ・四肢のしびれ、疼痛の有無と程度
減少	●出血傾向 ①皮膚、粘膜などの出血の有無とその程度 ②疾患の有無とその程度 ③治療内容の把握 ④薬物の使用について

＊1 DIC：Disseminated intravascular coagulation
＊2 EDTA：Ethylene-diamine-tetraacetic acid

出血時間

Bleeding time

検体材料 ▶ 血清

延長

血小板の減少
●再生不良性貧血、特発性血小板減少性紫斑病、
　急性白血病、播種性血管内凝固症候群(DIC)など
血小板機能の低下
●血小板無力症、尿毒症など
血管の異常
●遺伝性出血性末梢血管拡張症など
その他
●抗血小板薬の服用

基準値	1〜3分 (Duke法) 1〜8分 (Ivy法)

短縮

●穿刺不足などが考えられ、病的な意味はない

何をみる?

●出血時間とは、皮膚に微小な傷をつけて出血させ、止血する
　までの時間を調べる検査である。耳たぶを穿刺するDuke法、
　前腕を穿刺するIvy法がある。
●止血機能を有する血小板の数や機能などの異常がないかを調
　べる。

血小板の数やその止血機能などの異常を調べるために検査する

どんなとき検査する?

●血小板の量的・質的異常のスクリーニングや、手術時の異常出血の予測のために行う。

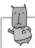

POINT

▷▷ 観察のポイント

延長	①過去の出血傾向、止血困難な状況の有無 ②家族に出血傾向や止血困難な人がいないか確認 ③皮膚の状態を確認 ・点状出血の有無、鼻出血の有無、紫斑の有無 ④薬物の使用状況 ・NSAIDs*¹、抗血小板薬、抗がん剤の投与の有無 ⑤放射線療法の内容
短縮	①耳たぶが冷えていないか確認 ②検体採取の手技的問題はないか確認 ③再検査を考慮

memo

_____

_____

_____

_____

_____

＊1 NSAIDs：Non-steroidal antiinflammatory drugs

プロトロンビン時間 [PT]

Prothrombin time

検体材料 ▷ 血漿

短縮
- ●臨床的意義は少ない

基準値
9~15秒
活性：70~100%

延長
- ●先天性凝固因子欠乏症（Ⅰ、Ⅱ、Ⅴ、Ⅶ、Ⅹ）
- ●ビタミンK欠乏症
- ●肝障害（肝硬変、急性肝炎など）
- ●播種性血管内凝固症候群（DIC）、薬物投与（ワルファリンなど）など

何をみる？

- ●プロトロンビンは、止血作用において中心的な役割を果たしている。
- ●プロトロンビン時間(PT)は、外因系の凝固異常の検索に用いられる。

どんなとき検査する？

- ●活性化部分トロンボプラスチン時間(APTT[*1])と組み合わせて実施することにより、凝固因子異常のスクリーニング検査として用いる。

プロトロンビンは止血作用において中心的な役割を果たしているため、外因系の凝固異常を検索する際に行う

注意点

● 血液の凝固反応は採血時点から始まるため、すみやかに採血を行う。また、正確な血液量が必要となるため、翼状針を用いた真空採血を行う場合は、他の検査から先に採血を行う。

● 採血時の組織液の混入、ヘパリンの混入、溶血がないように注意する。

● 採血後は温度の影響を受けやすいため、すみやかに検査室に提出する。

POINT

▷▷ 観察のポイント

延長	①疾患の有無 ②先天性凝固因子の欠乏や異常の有無 ③近親者に出血傾向のある人がいないか確認 ④ビタミンKの摂取不良や吸収障害、胆汁などの流出の状態 ⑤肝障害の有無 ⑥薬物使用状況 ・ワルファリン、ヘパリン、抗菌薬の服用の有無 ⑦出血斑の有無
短縮	①採血手技の確認 ・不備を認めた場合には、再度採血を実施する ②疾患の理解 ・血栓症の有無を確認 ③妊娠、高齢による生理的変動を考慮

＊1 APTT：Activated partial thromboplastin time

活性化部分トロンボプラスチン時間 [APTT]

Activated partial thromboplastin time　　　検体材料▷血漿

短縮

●臨床的意義は少ない

基準値：25～45秒

●先天性凝固因子欠乏症（Ⅰ、Ⅱ、Ⅴ、Ⅷ、Ⅸ、Ⅹ、Ⅺ、Ⅻ）
●ビタミンK欠乏症
●血友病A、血友病B
●肝障害、播種性血管内凝固症候群（DIC）、薬物投与（ヘパリン）

延長

何をみる？

●プロトロンビン時間（PT）が外因系の凝固因子を調べるのに対し、活性化部分トロンボプラスチン時間（APTT）は内因系の凝固異常の検索に用いられる。

どんなとき検査する？

●PTと組み合わせて実施することにより、凝固因子異常のスクリーニング検査として用いられる。
●抗凝固薬（ヘパリン）のコントロール指標として用いられる。

プロトロンビン時間と組み合わせて実施することで、凝固因子異常のスクリーニング検査として行う

注意点

- 3.2%のクエン酸ナトリウム添加スピッツに血液を正確に採取し、泡立てないように静かに数回転倒混和する。
- 血液の凝固反応は採血時点から始まるため、すみやかに採血を行う。正確な血液量が必要となるため、翼状針を用いた真空採血を行う場合は、他の検査から先に採血を行う。
- 採血時の組織液の混入、ヘパリンの混入、溶血がないように注意する。
- 採血後は温度の影響を受けやすいため、すみやかに検査室に提出する。

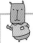

POINT

▷▷ 観察のポイント

	PT正常	PT延長
APTT 正常	——	第VII因子の欠乏 ワルファリン内服
APTT 延長	第VIII、IX、XI、XII因子の欠乏 血友病A－第VIII因子の欠乏 血友病B－第IX因子の欠乏 出血傾向の観察 関節内出血の有無 筋肉や皮下出血の有無 家族歴の確認 ヘパリン投与	フィブリノゲン、プロトロンビン、第V、X因子の欠乏 DIC 肝障害 抗菌薬投与による ビタミンK欠乏 ヘパリンの影響

トロンボテスト [TT]

Thrombo test

検体材料 血漿

●臨床的意義は少ない

基準値：70〜130%

●肝障害（肝炎、肝硬変など）
●ビタミンK欠乏症
●先天性凝固因子欠乏症（Ⅱ、Ⅶ、Ⅹ）
●経口抗凝固薬投与時（ワルファリンなど）
●播種性血管内凝固症候群（DIC）

何をみる？

●トロンボテスト（TT）は、第Ⅱ、Ⅶ、Ⅹの凝固因子の活性を測定する検査である。

どんなとき検査する？

●ヘパプラスチンテスト（HPT[*1]）とともにビタミンK依存性の凝固因子（Ⅱ、Ⅶ、Ⅹ）活性とPIVKA[*2]による阻害を含めた凝固機能を総合的に評価することを目的として行う。

●抗凝固薬のワルファリンの効果をモニターする際に施行する。

＊1 HPT：Hepaplastin test
＊2 PIVKA：Protein induced by vitamin K absence or antagonist

抗凝固薬のワルファリンの効果をモニターするときに行う

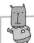

POINT （ワルファリン服用時）

▷▷ 観察のポイント

15%以上	①ワルファリンの効果不良 ・内服量(過少内服)、食事内容の確認 ②ビタミンKを多く含む食品、ビタミンK活性化を促進する食品(納豆)の摂取の有無
5%以下	●ワルファリンの効果過剰 ・内服量の確認(過剰内服)、出血の有無と程度、止血困難の状態

▷▷ ケアのポイント

出血予防	●採血時には十分な止血を行う ●歯肉出血を避けるため、やわらかい歯ブラシを使用するか水様の歯磨き剤を用いる ●乾燥に伴う皮膚の亀裂を避け、必要に応じてクリームで皮膚を保護する ●衣類や寝具などの摩擦を避け、皮膚の保護に努める
薬物管理	●抗凝固療法に対する注意点を患者のセルフケアの状態に合わせて説明・指導する ●指示通りの内服量を確実に投与する
安全対策	●摩擦や打撲、外傷による出血に注意する ●抜歯や手術などを行う場合には、内服の調整が必要となることを念頭に置く
食事管理	●ビタミンKを多く含む果物、ビタミンK活性化を促進する納豆の摂取を禁止する

ヘパプラスチンテスト [HPT]

Hepaplastin test

検体材料 血漿

高

●臨床的意義は少ない

基準値：**70～130%**

●肝障害（肝炎、肝硬変など）
●ビタミン K 欠乏症
●先天性凝固因子欠乏症（Ⅱ、Ⅶ、Ⅹ）
●経口抗凝固薬投与時（ワルファリンなど）
●播種性血管内凝固症候群（DIC）

低

何をみる？

●ヘパプラスチンテスト（HPT）とは、血液凝固因子の第Ⅱ、Ⅶ、Ⅹの活性をみる検査である。

どんなとき検査する？

●トロンボテスト（TT）とともに、ビタミン K 依存性の凝固因子（Ⅱ、Ⅶ、Ⅹ）活性と PIVKA による阻害を含めた凝固機能を総合的に評価することを目的として行う。
●ビタミン K 欠乏状態、肝疾患、DIC、凝固因子欠乏症などを評価する際に施行する。

ビタミンK欠乏状態、肝疾患、播種性血管内凝固症候群
(DIC)、凝固因子欠乏症などを評価するために行う

注意点

● すぐに検査できない場合は、血漿検体を凍結保存する。
● 専用試験管で規定量を正しく採血する。

 POINT

▷▷ 観察のポイント

▶ HPTの延長に伴う肝機能障害やビタミンK欠乏状態に対する観察を行う。具体的には以下の項目を見る。
  ● 黄疸の有無
  ● 出血の有無、出血斑の有無、止血困難の状態
  ● 意識状態の変化
  ● 食事の内容

▷▷ ケアのポイント

▶ 肝機能障害を認める患者に対しては、以下のことに留意する。
  ● 出血時の応急処置方法を確認しておく
  ● 皮膚や口腔粘膜、鼻粘膜を傷つけないように注意する
  ● 瘙痒感の軽減に努める
  ● 打撲や外傷による出血を起こさないように注意する

memo

フィブリノゲン [Fg]

Fibrinogen

検体材料 血漿

●感染症
●悪性腫瘍
●血栓症(脳梗塞、心筋梗塞)
●妊娠、ヘパリン投与中止後など
●ネフローゼ症候群

基準値:**155〜415mg/dL**

●播種性血管内凝固症候群(DIC)
●肝障害
●大量出血
●無・低フィブリノゲン血症
●薬剤性(L-アスパラギナーゼ)

何をみる?

●フィブリノゲン(Fg)は血液凝固因子の第Ⅰ因子である。

どんなとき検査する?

●血栓傾向、出血傾向の評価を行う。Fg が消費される病態である DIC の診断で用いる。
●Fg は肝臓で産生される急性期反応性タンパクの1つであるため、感染症などの炎症性疾患の評価を目的に行う。また、肝臓で産生されるため、肝障害を評価する際に実施する。

血栓傾向、出血傾向を評価するために検査する

 POINT

▷▷ 観察のポイント

高値	①血栓形成に関連した症状の観察 ・バイタルサインの変化 ・胸痛の有無と程度 ・意識障害の有無と程度 ・運動障害の有無と程度 ②薬物の投与の把握 ・ヘパリンの使用状況 ・血液製剤の使用状況
低値 (少)	●出血傾向の有無 ・消化器症状の有無 ・出血(吐血、下血の有無と程度) ・バイタルサインの変化

▷▷ ケアのポイント

- 出血を伴う検査や処置時などには止血を十分に行う
- 皮下出血や歯肉出血、鼻出血に注意し、外的刺激で増強しないようにする
- 全身状態の急激な変化に対する緊急処置方法を確認しておく
- 指示された薬物や血液製剤を正確に投与する
- 打撲や外傷による出血を起こさないように注意する

2

血液検査

2 凝固・線溶系

69

フィブリン・フィブリノゲン分解産物 [FDP]

Fibrin fibrinogen degradation product 〔検体材料〕血漿

高
- ●1次線溶亢進、2次線溶亢進
- ●播種性血管内凝固症候群（DIC）
- ●血栓症、梗塞
- ●悪性腫瘍
- ●大動脈解離
- ●腹水、胸水の貯留
- ●肝硬変
- ●ウロキナーゼ大量投与時など

基準値：5μg/mL未満

低
- ●臨床的意義は少ない

何をみる？

- ●フィブリン・フィブリノゲン分解産物（FDP）は、血中のフィブリノゲン、またはフィブリンが、プラスミンによって分解されて生じたものを指す。

どんなとき検査する？

- ●線溶の亢進を評価するために行う。線溶には1次線溶と2次線溶があり、1次線溶はフィブリノゲンを分解（血栓形成はなし）、2次線溶は一度できたフィブリン（血栓）を分解する。一般に線溶亢進時は1次線溶と2次線溶が共存する。

血中のフィブリノゲン、またはフィブリンがプラスミンによって分解されて生じたもので、線溶の亢進を評価するために検査する

POINT

▷▷ 観察のポイント（DIC時）

▶ バイタルサインの変動
- 急激な血圧低下、ショック症状の出現

▶ 意識レベルの変動
- 頭蓋内出血に関連した症状の観察

▶ 出血傾向
- 口腔内出血、皮下出血（紫斑）、消化管出血、血尿など

▶ 基礎疾患の有無

▶ 他の検査データの確認
- 血小板の減少、出血時間の延長、プロトロンビン時間、トロンビン時間の延長

▷▷ ケアのポイント

症状観察	●出血傾向の増強を確認する ●消化器出血の有無を確認する ●排泄物の性状を確認する ●ショック症状の出現の有無を確認する
出血予防	●皮膚、口腔、鼻粘膜の保護と清潔を保つ ●便秘を予防し、努責による肛門周囲の出血を予防する ●検査時の採血や処置の際、止血を確実に行う ●打撲や外傷による出血に注意する
食事管理	●高エネルギー、高タンパク、高ビタミン食を選択する

Dダイマー

D-dimer

検体材料 血漿

 高

- 2次線溶亢進
- 播種性血管内凝固症候群(DIC)
- 血栓症、梗塞
- 悪性腫瘍
- 大動脈解離
- 腹水、胸水の貯留
- 肝硬変

基準値 | 1.0μg/mL (LPIA)
| 0.5μg/mL (ELISA)

 低

- 臨床的意義は少ない

何をみる?

- 血中のフィブリノゲン、フィブリンがプラスミンによって分解されて生じたものがフィブリン・フィブリノゲン分解産物(FDP)で、その分解成分の1つがDダイマーである。

どんなとき検査する?

- 線溶の亢進を評価するために行う。
- Dダイマーは2次線溶の指標となり、血管内に血栓が存在することを示唆する。

フィブリン・フィブリノゲン分解産物の分解成分の1つで、
線溶の亢進を評価するために検査する

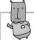

POINT

▷▷ 観察のポイント

▶ DIC や血栓性疾患の病態把握、血栓溶解療法の治療判定などの観察を行う。

血栓形成および出血傾向に関連した症状の観察	①バイタルサインの変化 ②胸痛の有無と程度 ③意識障害の有無と程度 ④運動障害の有無と程度 ⑤消化器症状の有無 ⑥出血(吐血、下血の有無と程度)
薬物の投与の把握	●血栓溶解薬(ウロキナーゼ)の投与量

▷▷ ケアのポイント

症状観察	●出血傾向の増強を確認する ●消化器出血の有無を確認する ●排泄物の性状を確認する ●ショック症状の出現の有無を確認する
出血予防	●皮膚、口腔、鼻粘膜の保護と清潔を保つ ●便秘を予防し、努責による肛門周囲の出血を予防する ●検査時の採血や処置の際、止血を確実に行う ●打撲や外傷による出血に注意する
食事管理	●高エネルギー、高タンパク、高ビタミン食を選択する

アンチトロンビンⅢ［ATⅢ］＆トロンビン・アンチトロンビンⅢ複合体［TAT］

Antithrombin Ⅲ & Thrombin-antithrombin Ⅲ complex 　検体材料 血漿

ATⅢ
- 臨床的意義は少ない

TAT
- 播種性血管内凝固症候群（DIC）
- 脳梗塞、肺塞栓症
- ヘパリン投与時など

基準値	ATⅢ：81〜123% TAT：3.2ng/mL以下

ATⅢ
- 播種性血管内凝固症候群（DIC）
- 肝疾患
- 悪性腫瘍、重症感染症
- 先天性 AT Ⅲ欠損症

TAT
- 臨床的意義は少ない

何をみる？

- アンチトロンビンⅢ（ATⅢ）は、血液凝固因子のトロンビンの活性を阻害する糖タンパク質である。トロンビン・アンチトロンビンⅢ複合体(TAT)は、トロンビンと AT Ⅲの複合体で、凝固亢進状態の指標となる。

◎ ATⅢ
● DIC や重症感染症では消耗性に低下する。

◎ TAT
● 凝固亢進状態を反映する。
● TAT が高値の場合、トロンビン産生量が多い、すなわち凝固活性状態を意味する。
● DIC の初期から増加することが多いので、早期診断に役立つ。

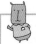 POINT （ATⅢの低下と TAT の増加の場合）

▷▷ **観察のポイント**

▶ 凝固亢進に対する観察
▶ DIC、血栓塞栓症の発生に対する観察
● 紫斑の有無
● 口腔内の出血の有無
● 皮下出血、消化管出血の徴候、血尿の有無
● バイタルサインの変動(急激な血圧低下、ショック症状)
● 意識レベルの変動
● 妊娠、手術後などを契機とした血栓塞栓症の発症の有無

---

memo
_____
_____
_____
_____

赤血球沈降速度 [ESR]

Erythrocyte sedimentation rate

検体材料 血清

亢進

高グロブリン血症、高フィブリノゲン血症をきたす疾患
- 感染症
- 炎症性疾患(関節リウマチ、全身性エリテマトーデス[SLE]など)
- 組織損傷
- 悪性腫瘍など

血漿タンパク異常をきたす疾患
- 多発性骨髄腫、マクログロブリン血症

低アルブミン血症をきたす疾患
- ネフローゼ症候群など

重症貧血

基準値
男性:2～10mm/時
女性:3～15mm/時

遅延
- 播種性血管内凝固症候群(DIC)
- 重症肝症害など

何をみる?

- 少量の抗凝固薬を混ぜた血液を試験管に入れて垂直に立てると、赤血球は自然沈降する。一定時間後、その沈降した赤血球層の上澄みの血漿の高さを測定する検査である。

炎症、組織の崩壊、血漿タンパク異常を反映するため、初診時のスクリーニング検査や、慢性疾患の経過観察時などに行う

どんなとき検査する?

● 炎症、組織の崩壊、血漿タンパク異常を反映するため、初診時のスクリーニング検査や慢性疾患の経過観察時などに行う。

注意点

● 抗凝固薬の比率が高いと赤血球沈降速度(ESR)は遅延するため、血液との混合比を厳守する。過不足がないように注意する。
● 採血後長時間放置した血液では ESR は亢進するので、採血後はすみやかに提出する。

 POINT (亢進時)

▷▷ 観察のポイント
▶ 炎症の増悪の徴候や疾患の重症化の徴候の観察
  ● バイタルサインの観察
  ● 創部の発赤・腫脹・熱感の有無と程度
  ● 全身状態の観察

memo

プラスミノゲン [PLG]

Plasminogen

検体材料 血漿

高 ●妊娠後期

基準値：70～120%

●播種性血管内凝固症候群(DIC)
●先天性プラスミノゲン欠乏症・異常症
●肝硬変
低 ●血栓溶解薬の大量投与

何をみる？

- プラスミノゲン(PLG)は、線溶系の中心酵素であるプラスミンの前駆物質である。
- プラスミノゲンアクチベータにより活性化され、プラスミンは血栓を分解し、フィブリノゲン分解産物を産生する。

どんなとき検査する？

- 線溶活性をみるために行う。
- 肝臓で産生されるため、肝障害が疑われるときに行う。

注意点

- 静かに数回転倒混和する。容器に目安のラインが入っているので過不足がないように注意する。

線溶活性を反映する検査で、肝臓で産生されるため、肝障害では低値を示す

POINT

▷▷ 観察のポイント

高値	①慢性的な炎症を有しているか確認する ・過去の手術歴 ・慢性的な疼痛の有無、部位など ②妊娠の週数 ・妊娠後期にあるか
低値	①出血傾向の有無 ・血尿の有無、鼻出血の有無、性器出血の有無、歯肉出血の有無など ②身体の苦痛の有無 ・関節痛、腹痛、発熱など ③血栓溶解薬などの使用の有無

▷▷ ケアのポイント

出血予防	●出血を伴う検査や処置時には十分に止血する ●皮下出血や歯肉出血、鼻出血に注意し、外的刺激で増悪しないようにする ●便秘を予防し、努責による肛門周囲の出血を予防する ●採血や処置の際に出血しないように注意する ●打撲や外傷による出血に注意する
食事管理	●高エネルギー、高タンパク、高ビタミン食を選択する

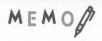

Part 3

生化学検査

総タンパク [TP]

Total protein

検体材料 血清

高タンパク血症
- ●多発性骨髄腫
- ●原発性マクログロブリン血症
- ●慢性活動性肝炎
- ●自己免疫疾患、炎症性疾患
- ●悪性腫瘍
- ●脱水症など

基準値：**6.7～8.3g/dL**

低タンパク血症
- ●ネフローゼ症候群
- ●重症肝障害
- ●悪液質、栄養障害
- ●原発性免疫不全症候群など

何をみる?

- ●血液中に存在する100種類以上のタンパク質の総量を測定する。
- ●血清TPの60%程度がアルブミン(Alb)、10～20%程度が免疫グロブリンである。
- ●血清Albの減少と免疫グロブリンの増加を推測する検査である。

栄養状態の評価(血清アルブミン〈Alb〉)を目的として検査する

どんなとき検査する?

- スクリーニングを目的に外来初診時や入院時に検査する。
- 栄養状態の評価(血清 Alb)を目的に検査する。

注意点

- 体液量を反映する検査のため、臥位では立位よりも低く測定される。同じ体勢での採血が好ましい。
- 溶血によりヘモグロビンもタンパク質として測定されるため注意する。

 POINT

▷▷ 観察のポイント

高値	●尿量 ●尿比重 ●脱水症状の有無(皮膚の張り、皮膚ツルゴール低下、毛細血管再充満時間[CRT*¹]など)
低値	●栄養状態(栄養摂取量、BMI、上腕三頭筋部皮下脂肪厚など) ●食欲不振 ●水分出納(多量輸液など、血液が薄くなることでも低下する) ●滲出液量の確認(熱傷、褥瘡、胸腹水穿刺などによるAlb漏出により低下) ●易感染

*1 CRT : Capillary refilling time

血清アルブミン [Alb]

Albumin

検体材料 ▶ 血清

高

● 脱水症

基準値：**3.8～5.3g/dL**

● ネフローゼ症候群
● 重症肝障害
● 炎症性疾患
● 悪液質、栄養障害

低

何をみる？

● アルブミン（Alb）は肝臓で合成されるタンパク質で、血清総タンパクの60%程度を占める。血漿膠質浸透圧を維持するほか、脂肪酸、間接ビリルビン、甲状腺ホルモン（サイロキシン）などさまざまな物質の輸送体としてはたらく。

どんなとき検査する？

● スクリーニングを目的に外来初診時や入院時に検査する。
● 栄養状態の評価を目的に検査する。
● 浮腫を認める場合や、尿タンパクを認める場合に検査する。
● 総タンパクに異常を認める場合に、アルブミン / グロブリン比（A/G比）を算出するために検査する。

全身状態や栄養状態の総合的な指標。アルブミン / グロブリン比(A/G比)を算出するために検査する

POINT

▷▷ 観察のポイント

高値	●尿量 ●尿比重 ●脱水症状の有無(皮膚の張り、皮膚ツルゴール低下、毛細血管再充満時間[CRT]など)
低値	●栄養状態(栄養摂取量、BMI、上腕三頭筋部皮下脂肪厚など) ●食欲不振 ●浮腫の有無 ●腹水や胸水の有無 ●水分出納(多量輸液などにより血液が薄くなることでも低下する) ●滲出液量の確認(熱傷、褥瘡、胸腹水穿刺などによりAlbが漏出することで低下) ●全身倦怠感 ●創傷治癒の遅延

3

生化学検査

1 タンパク関連・含窒素成分

memo

フィッシャー比、総分岐鎖アミノ酸/チロシンモル比

Fischer ratio

検体材料 血清

- ●臨床的意義は少ない

基準値：2.5〜4.5 (HPLC法)

- ●重症肝障害（肝硬変、劇症肝炎、急性肝炎）
- ●軽度低下：重症感染症、心不全、呼吸不全

何をみる？

- ●フィッシャー比は、分枝鎖アミノ酸(BCAA：バリン、ロイシン、イソロイシン)と芳香族アミノ酸(AAA)のうちの、フェニルアラニンとチロシンのモル比である。
- ●BCAA が主に筋肉で代謝されるのに対して、AAA のフェニルアラニンとチロシンは肝臓で代謝されることから、重症肝障害では AAA が相対的に増加する。
- ●フィッシャー比の代替として、BCAA(バリン、ロイシン、イソロイシン)とチロシンのモル比(BTR)がしばしば用いられる。BTR の「3」がフィッシャー比の「1.8」に相当する。
- ●フィッシャー比は肝機能障害の程度に応じて低下し、肝性脳症ではしばしば1を下回る。

どんなとき検査する？

- ●肝硬変や劇症肝炎などの重症肝障害がある場合に検査する。
- ●特に BCAA 製剤を使用する際に検査する。

重症肝障害がある場合に検査し、肝機能の評価、原因検索を行う

●重症感染症や心不全、呼吸不全でも低下するが、肝障害以外において検査することはまれである。

注意点

●食事内容に影響を受けるため、早朝空腹時の採血とする。

 POINT

▷▷ 観察のポイント（低値の場合）
●肝硬変および肝機能不全の随伴症状（腹水、肝・脾腫大、クモ状血管腫、こむらがえり、全身倦怠感）
●高アンモニア血症に伴う随伴症状

▷▷ ケアのポイント
●症状予防のための栄養指導を行う。
●肝機能不全に伴って低下するため、初期はバランスのとれた食事を、肝機能不全が悪化するようならば高カロリー・低タンパク食を勧める。また頻回食とし、特に就寝前の補食を指導する。初期から BCAA などを豊富に含む製剤を併用していく。

memo
_____
_____
_____
_____

血清尿素窒素 [BUN、UN]

Blood urea nitrogen、Urea nitrogen　　　　検体材料 血清

●腎機能障害

●脱水症

●心不全

●消化管出血、高タンパク食摂取

●副腎皮質ステロイド使用、甲状腺機能亢進症など

基準値：8～20mg/dL

●重症肝障害、低タンパク食摂取、妊娠、多尿など

何をみる?

●尿素は体内や食事中のタンパク質の最終代謝産物の1つで、アンモニアが肝臓の尿素サイクルで代謝されて産生される。

●血中の尿素(BUN)は腎臓より尿中へ排泄されるため、腎機能障害でBUNは増加する。

●一方で、血清クレアチニン(Cr)と比較して、さまざまな腎外性因子でも高値となるため、BUN/Cr比が病態の把握に用いられる。

どんなとき検査する?

●スクリーニングを目的に外来初診時や入院時に検査する。

●腎機能障害を疑い検査する。

●(血液、腹膜)透析患者では、透析効率の評価のため、透析前後で検査する。

透析患者においては、透析効率の評価のために透析前後で検査したり、尿素-クレアチニン比(BUN/Cr比)を算出するときなどに検査する

● BUN/Cr比を算出するために検査する。

他の検査との関連

■ BUN/Cr比

<10	重症肝障害、低タンパク食(食事療法の評価)、多尿、妊娠
≒10	正常、合併症のない腎機能障害
>10	脱水症、心不全、消化管出血、高タンパク食、副腎皮質ステロイド使用など

注意点

● 日中に高値、夜間に低値となる日内変動を示すので、なるべく時間を統一して採取する。

POINT

▷▷ 観察のポイント

高値	●水分出納(尿量、尿比重、水分摂取状況、脱水症、下痢・嘔吐の有無) ●浮腫の有無・程度 ●食生活歴(入院中であれば食事・点滴中タンパク質量) ●消化管出血の有無(便の性状、血清ヘモグロビン値) ●腎機能不全(尿毒症)に伴う随伴症状
低値	●尿量(尿崩症やマンニトールなどの薬物利尿による排泄過剰によっても低下する)

血清尿酸［UA］

Uric acid

検体材料▶血清

一次性高尿酸血症
- ●産生過剰型、排泄低下型、混合型

二次性高尿酸血症（約5％）
- ●遺伝性代謝疾患（レッシュ・ナイハン症候群など）
- ●血液悪性腫瘍、固形悪性腫瘍、運動負荷、高プリン食、薬剤など

| 基準値 | 男性：3.8〜7.0mg/dL
女性：2.5〜7.0mg/dL |

- ●遺伝性代謝疾患（キサンチンオキシダーゼ欠損症など）
- ●腎性低尿酸血症
- ●ファンコニ症候群
- ●重症肝障害

何をみる？

- ●尿酸（UA）はプリン体の最終代謝産物である。
- ●1日約700mgが産生され、その75％が尿中に、残りが胆汁中や汗に排泄される。

どんなとき検査する？

- ●スクリーニングを目的に生活習慣病予防のための健診や外来

関節炎、尿路結石の際に検査し、化学療法や利尿薬の開始後には、尿酸値の上昇に注意を要する

初診時、入院時に検査する。
- 関節炎、尿路結石の際に検査する。
- 化学療法や利尿薬の開始後には UA 値の上昇に注意が必要なため定期的に検査する。

注意点

- 強度の運動や大量飲酒時には一過性に UA 値が 1 ～ 2 mg/dL 程度上昇する。検体採取時前の行動を把握することが大切である。

 POINT

▷▷ 観察のポイント (高値)

- 栄養状態(BMI など)
- 食生活(特にビールなどの飲酒歴)
- 尿量
- 関節痛、発赤、腫脹など痛風症状の有無と程度
- 痛風結節(耳介、手指、肘関節など)
- 発熱の有無

▷▷ ケアのポイント

- 症状予防の食事として、総カロリーを制限し、過食を避ける。特に高プリン食(ベーコン、エビ、アルコールなど)を控え、野菜を多く摂取することを指導する。
- 排泄を促すために、十分な水分補給を促す。
- 過度の運動は控えるように指導する。

血清クレアチニン［Cr］

Creatinine

検体材料 ▷ 血清

高

腎機能障害
- 腎前性：脱水症、心不全、血圧低下
  腎性：糸球体腎炎、間質性腎炎など
- 腎後性：尿路閉塞

筋肉量の増加
- スポーツ選手、末端肥大症など

基準値　男性：0.61～1.04mg/dL
　　　　女性：0.47～0.79mg/dL

- 長期臥床
- 筋萎縮（筋ジストロフィー、筋萎縮性側索硬化症
  など）
- 多尿
- 妊娠

低

何をみる？

- クレアチニン（Cr）は筋肉中のクレアチンの最終代謝産物で、
  1日で体内クレアチンの1％がクレアチニンに代謝される。
- 血中の Cr は腎臓の糸球体で濾過され、尿細管で再吸収、分
  泌をほぼ受けずに尿中へ排泄される。このため、腎機能障害
  で血清 Cr は上昇する。簡便で信頼性の高い腎機能（糸球体
  濾過量）の指標である。

●一方で、Cr の産生量が筋肉量に相関するため、血清 Cr 値は性別、年齢、体格、栄養状態などに影響を受ける。

どんなとき検査する？

●腎機能のスクリーニングを目的に外来初診時や入院時、投薬前、造影剤の使用前などに検査する。
●尿検査異常や腎機能障害を疑う際に検査する。
●脱水症や浮腫を認める場合に検査する。
●BUN/Cr 比を算出するために検査する。

注意点

●肉食後に上昇するため、厳密な評価を行う場合には早朝空腹時に採血を行う。

POINT

▷▷ 観察のポイント

高値	●尿量 ●浮腫の有無と程度 ●脱水症候の有無（水分摂取状況、下痢・嘔吐の有無） ●心不全やショックなどの病態の把握 ●血圧上昇等の随伴症状
低値	●尿量 ●肝障害の有無

実測クレアチニンクリアランス [CCr]と推定糸球体濾過量 [eGFR]

Creatinine clearance, Estimated glomerular filtration rate

検体材料〉血清

 妊娠中、長期臥床、筋萎縮性疾患（筋ジストロフィーなど）、尿崩症など

 基準値：CCr：80〜120 (mL/分)

低 腎機能障害、スポーツ選手、末端肥大症など

何をみる？

● 実測クレアチニンクリアランス（CCr）とは、1分間当たりの、糸球体で濾過されたCrがもともと溶け込んでいた血漿の量。つまり、CCrは1分間当たりの糸球体で濾過された血漿量（GFR）を、血清Cr値と1分間当たりの尿中Cr排泄量から推測した数値。
　・実測CCr（mL/分）＝1日尿中Cr排泄量（mg）/[血清Cr（mg/dL）×1440（分）]
　・実測CCr（mL/分）×0.719＝GFR（mL/分）
● 推定糸球体濾過量（eGFR）は、血清Cr値、年齢、性別と日本腎臓学会が推奨する以下の推算式を用いて算出する。
　・eGFR（mL/分/1.73m^2）＝194×血清Cr（mg/dL）$^{-1.094}$×年齢$^{-0.287}$（女性×0.739）
● 前回のデータがある場合には、データの推移（変化）も重要である。自施設にいる場合は前医からの情報も参考にするとよい。

腎機能は一般に血清 Cr 値で評価するが、より正確には、実測 CCr、eGFR での評価が望ましい

どうみる?

- eGFR(mL/ 分 /1.73m²) と実測 CCr、GFR(mL/ 分) では、単位が異なることに注意する。
- 体の恒常性維持に必要な腎機能は体格により異なるため、eGFR は体表面積で補正した体格に合わせた相対的な腎機能として算出している。
- 一方で、薬剤投与設計などは GFR そのもので行うため、個々の症例の体表面積で補正をする必要がある。

 POINT

▷▷ 観察のポイント (低値の場合)

- 既往とその治療状況：高血圧、糖尿病、肥満、脂質異常症など
- 背景因子の有無：喫煙、腎臓病の家族歴など
- 尿量、血尿、浮腫、貧血、電解質異常、タンパク尿(尿アルブミン定量、尿アルブミン /Cr 比、尿タンパク定量、尿タンパク /Cr 比)などの症状
- 脱水は腎機能悪化の原因となるため、身体所見で脱水の有無を評価する。

▷▷ ケアのポイント

▶ 低 eGFR 値に伴う症状の予防と対策
　①糖尿病、高血圧など背景疾患の治療状況の確認と指導
　②症状および腎不全進行を予防するための食事指導
　③運動療法と体重のコントロール

血清ビリルビン［BIL］

Bilirubin

検体材料 血清

高
間接ビリルビン（非抱合型ビリルビン）
- ●溶血性貧血、無効造血
- ●新生児黄疸、体質性黄疸

直接ビリルビン（抱合型ビリルビン）
- ●閉塞性黄疸、重症肝障害（肝硬変、劇症肝炎、急性肝炎）、体質性黄疸

基準値
> 総ビリルビン (T-Bil)：0.2〜1.0mg/dL
> 直接ビリルビン (D-Bil)：0.0〜0.3mg/dL
> 間接ビリルビン (I-Bil)：0.1〜0.8mg/dL

低
- ●臨床的意義は少ない

何をみる？

- ●ビリルビンは主に赤血球のヘモグロビンに由来するヘムの代謝産物で、老化赤血球の破壊により産生される。
- ●産生された間接ビリルビン(I-Bil)は、肝臓でグルクロン酸抱合を受けて直接ビリルビン(D-Bil)になる。D-Bil は肝臓から胆汁中に排泄される。
- ●I-Bil の増加は赤血球、ヘモグロビンの代謝亢進による産生の増加やグルクロン酸抱合の障害を、D-Bil の増加は肝臓からの排泄の障害を反映する。

肝胆道系疾患や黄疸、貧血(特に溶血性貧血)を疑うときに検査する

どんなとき検査する？

● スクリーニング目的で外来初診時や入院時などに検査する。
● 肝胆道系疾患や黄疸を疑う際に検査する。
● 貧血、特に溶血性貧血を疑うときに検査する。

注意点

● 空腹時に採血を行い、遮光のうえすみやかに測定する。
● 溶血により上昇するため注意する。

 POINT （高値）

▷▷ 観察のポイント

● 全身倦怠感
● 食欲不振
● 眼球や皮膚の黄疸
● 意識状態
● 皮膚瘙痒感
● 出血傾向、貧血症状の有無
● 腹部症状(痛み、腫脹や緊満感など)
● 長期絶食の有無や飲酒歴などの把握
● 便性状(閉塞性黄疸で灰白色化)

アンモニア [NH₃]

Ammonia

検体材料 ▷ 除タンパク上清

● 重症肝障害（肝硬変、劇症肝炎、急性肝炎）
● Budd-Chiari 症候群
● 尿素サイクル異常症
● ライ症候群

基準値：**40~80µg/dL**

● 臨床的意義は少ない

何をみる？

● アンモニア（NH₃）はタンパク質、アミノ酸の代謝過程で除去したアミノ基から産生される。その多くは小腸粘膜や腸管内の細菌で、一部が腎臓などの体内で産生される。
● 産生された NH₃ には強い細胞毒性があり、肝臓の尿素サイクルですみやかに尿素へと代謝される。
● 重篤な肝機能障害や尿素サイクル異常症では NH₃ の代謝が遷延し、血中の NH₃ が脳血液関門を通過することで神経症状（肝性脳症）を引き起こす。

どんなとき検査する？

● 意識障害を認めるときに肝性脳症を疑い検査する。
● 肝硬変や劇症肝炎などの重症肝障害で検査する。

意識障害を認めるときに肝性脳症を疑って検査したり、肝硬変や劇症肝炎などの重症肝障害で検査する

注意点

● 全血を常温におくと1時間で約2倍に上昇するため、検体のすみやかな分離と氷冷が必要である。
● 食後に上昇するため、空腹時の採血が必要である。溶血により上昇するため、溶血に注意する。

POINT

▷▷ 観察のポイント（高値）

● 意識障害の有無、程度
● 羽ばたき振戦の有無
● 食欲不振
● 全身倦怠感

▷▷ ケアのポイント

● 安静臥床を指導する。
● 通常食でも NH_3 が上昇するようであれば、低タンパク食を勧め、肝不全用経腸栄養剤（アミノレバン EN®、ヘパン ED®）で不足分を補うようにする。
● エネルギーの貯蔵量が減少するため頻回食とし、寝る前の補食を指導する。
● 便秘により NH_3 値は上昇するため、毎日の排便調整を行う。

システチンC

Cystatin C

検体材料 血清

● 腎機能障害
● (一部の)悪性腫瘍
● HIV 感染症
● 甲状腺機能異常
● 副腎皮質ステロイドの使用

基準値：**0.50～0.90mg/L**

● 甲状腺機能異常
● シクロスポリンの使用

何をみる？

● シスタチンCは、全身の細胞から一定の割合で産生される低分子タンパクである。
● 腎臓の糸球体で濾過され、尿細管で再吸収されて分解される。このため、クレアチニンと同様に腎機能を反映し、簡便で信頼性の高い腎機能(糸球体濾過量)の指標である。
● クレアチニンよりも腎機能障害が軽度な時点から血清濃度が上昇する。

どんなとき検査する？

● 腎機能障害が疑われるときに検査する。
● 特に、軽度の腎機能障害や、筋肉量の少ない患者(高齢者、

長期臥床、四肢切断)、筋肉量の多い患者(スポーツ選手)で有用である。

どうみる?

- 血清シスタチン C は腎機能障害で上昇する。軽度の腎機能障害を検出する検査として期待されている。
- 血清シスタチン C に影響する腎外性因子として、一部の悪性腫瘍、HIV 感染症、甲状腺機能異常、副腎皮質ステロイドの使用、シクロスポリンの使用があり、注意が必要である。

他の検査との関連

- 腎機能障害を反映する血液検査として汎用されているのはクレアチニンである。その他に BUN、β_2- ミクログロブリン、そしてシスタチン C がある。

POINT （高値）

▷▷ 観察のポイント
- 尿量など水分出納
- 塩分摂取量など食生活
- 肥満の有無などの栄養状態
- 高血圧の有無

血清ナトリウム [Na]

Serum sodium

 高

高ナトリウム血症
- 水分欠乏症(下痢、嘔吐、発汗、多尿、水分摂取不足)
- ナトリウム過剰症(クッシング症候群、原発性アルドステロン症、ナトリウム過剰摂取など)

基準値：**137～145mEq/L**

低ナトリウム血症
- ナトリウム欠乏症(アジソン病、ネフローゼ症候群、ナトリウム喪失性腎症、下痢、嘔吐など)
- 水分過剰(心因性多飲症、低張性輸液製剤の過剰投与、ADH[*1]不適合分泌症候群など)
- その他(うっ血性心不全、肝硬変など)

 低

何をみる?

- ナトリウム(Na)は、体液浸透圧、酸塩基平衡の維持に深くかかわっている。
- 飲食物を通じて経口摂取され、尿、汗などによって排出される。

ルーチンで測定されているが、顕著な脱水が疑われる場合や、意識障害、けいれんなどを認めた場合には積極的に検査する

どんなとき検査する?

● 一般的に血液検査を行うときには、ルーチンで血清 Na 値は測定されている。顕著な脱水症状がみられる場合や、意識障害、けいれんなどを認めた場合には積極的に検査する。

注意点

● 溶血に注意する。
● 点滴の上流から採血しないように注意する必要がある。
● 緊急で血清 Na 濃度をみたいときは、動脈血ガス装置で検査を行うこともある。

POINT

▷▷ 観察のポイント

● 低ナトリウム血症では、意識障害、けいれんなどを認めることがあるので、注意深い観察およびモニタリングが必要である。
● 輸液速度や利尿薬の服用の有無をチェックする。

高ナトリウム血症	全身倦怠感、口渇、頭痛、発熱、落ち着きの欠如、けいれん、意識障害
低ナトリウム血症	全身倦怠感、食欲不振、悪心、頭痛、病的反射、仮性球麻痺、けいれん、意識障害

＊1 ADH：Antidiuretic hormone

血清カリウム [K]

Serum potassium

検体材料 血清

高カリウム血症
- カリウム排泄障害（アジソン病、急性・慢性腎不全、代謝性アシドーシスなど）
- 細胞内カリウムの流出（溶血性疾患、代謝性アシドーシス、熱傷など）

基準値：**3.5〜5.0mEq/L**

低カリウム血症
- カリウム摂取不足（栄養不足）
- カリウム喪失（嘔吐、下痢、原発性アルドステロン症、急性腎不全利尿期など）
- 細胞内へのカリウムの移行（アルカローシスなど）

何をみる?

- 生体内におけるカリウム(K)は細胞内の電解質の主成分で、主に細胞内液に存在し、血清中にも一定量存在している。

どんなとき検査する?

- 心電図異常（高カリウム血症、低カリウム血症）や、脱力（低カリウム血症）を認めた場合には積極的に検査する。
- 心肺停止患者では高カリウム血症の有無を調べるため、K が測定される。

ルーチンで測定されているが、心電図異常や脱力を認めた場合には積極的に検査する

●低カリウム血症は、嘔吐、下痢、利尿薬の使用、糖尿病性ケトアシドーシス、尿細管性アシドーシスなどでよくみられる。

注意点

●溶血に注意する。
●点滴の上流から採血しないように注意する必要がある。
●緊急で血清K濃度をみたい場合には、動脈血ガス装置で検査を行うこともある。高カリウム血症は緊急事態で生命にかかわるため、できるだけ早く結果を報告する必要がある。

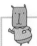 POINT

▷▷ 観察のポイント

高カリウム血症	●心電図変化が最も重要である。初期の心電図変化はテント状T波などがみられ、さらにKが高値となるとPR間隔の延長、QRS幅の増大、P波の減高・消失がみられる ●不整脈を生じやすく、胸部苦悶感や動悸などを認める。筋力低下や脱力がないかをみる
低カリウム血症	●食欲低下、悪心・嘔吐、麻痺性イレウス、脱力感など筋肉の症状が主であり、その他、心電図変化、ジギタリス中毒など ●低カリウム血症が長期化すると、尿濃縮力低下、間質性腎障害などもみられる

血清クロール [Cl]

Serum chloride

検体材料 血清

高
- ●下痢、嘔吐、多尿
- ●アルドステロン欠乏
- ●呼吸性アルカローシス
- ●尿細管性アシドーシスなど

基準値：98〜108mEq/L

- ●下痢、嘔吐
- ●アジソン病
- ●呼吸性アシドーシス
- ●急性・慢性腎不全
- ●原発性アルドステロン症など
低

何をみる？

- ●クロール(Cl)は、その多くが細胞外液中にナトリウム(Na)とともに NaCl として存在し、浸透圧や酸塩基平衡の調節などに重要な役割を果たしている。

どんなとき検査する？

- ●酸塩基平衡異常の診断を行うときに検査する。

3

注意点

- ほかの電解質と同様に、点滴の上流から採血した場合には誤った値となるので注意が必要。点滴と逆側の肢から採血を行うことが原則である。
- 血清 Cl 値に異常がみられたら、他の電解質もチェックする必要がある。

POINT

▷▷ 観察のポイント

- 血中 Cl 濃度は原則として血中 Na イオン濃度とほぼ並行して動き、Na 濃度異常を起こす病態は同時に Cl 濃度異常も起こすため、観察ポイントは高ナトリウム血症、低ナトリウム血症に準ずる。
- Na と異なる点としては、Cl と同じ血中陰イオンである、酸塩基平衡に重要な意義をもつ HCO_3^- の影響を受けることがあるため、アシドーシスやアルカローシスの有無をみることも必要である。

低クロール血症	全身倦怠感、食欲不振、悪心、頭痛、病的反射、仮性球麻痺、けいれん、意識障害
高クロール血症	全身倦怠感、口渇、頭痛、発熱、落ち着きの欠如、けいれん、意識障害

血清カルシウム [Ca]

Serum calcium

検体材料 血清

高カルシウム血症
- 原発性副甲状腺機能亢進症
- 悪性腫瘍(肺がん[扁平上皮がん]、骨転移[多発性骨髄腫、前立腺がん、乳がんなど])、成人T細胞白血病
- ビタミンD製剤過剰摂取、サイアザイド系利尿薬の内服

基準値：**8.4~10.4mg/dL**

低カルシウム血症
- 過換気症候群などによるアルカローシス
- 慢性腎不全による活性型ビタミンD産生低下
- 副甲状腺機能低下症(特発性、遺伝性および頸部の手術や放射線治療による続発性)
- ビタミンD作用の低下(偏食、低栄養、日光曝露時間の不足)

何をみる?

- カルシウム(Ca)は生体内に約1kg存在し、その99%は硬組織(歯や骨)にあり、残り1%のうち0.1%が血清中に存在している。
- 血清Caの50%前後はイオン型(Ca^{2+})であり、生体内で酵

素の活性化、血液凝固、筋収縮、神経刺激伝導などに必須の元素である。

● 血清中総 Ca は、血清リン（P）と対応させて、副甲状腺機能異常や骨疾患に関する検査として利用される。

どんなとき検査する？

● 高カルシウム血症、低カルシウム血症の病歴や症状・所見があるときに、その原因となる病態・疾患を想定して検査する。

POINT

▷▷ 観察のポイント

高カルシウム血症	●悪心、嘔吐 ●食欲不振 ●口渇、多飲 ●便秘、腹部膨満の有無 ●脱力感
低カルシウム血症	●手指、足指、口唇周囲のしびれ感 ●不整脈 ●こむらがえり ●強直性けいれんの有無 ●テタニーの有無

＊低アルブミン（Alb）血症の場合、見かけ上、血清Ca濃度は低値を示すため、以下の補正式を用いて補正する必要がある。

Ca補正値＝測定Ca値＋（4－血清Alb値）

リン[P]

Phosphorus

検体材料 血清

 高
- ●原発性副甲状腺機能低下症
- ●慢性腎不全
- ●ビタミンD中毒など

基準値：**2.5〜4.5mg/dL**

 低
- ●原発性副甲状腺機能亢進症
- ●ビタミンD欠乏など

何をみる？

- ●リン(P)は成人では体内に約700gあるとされ、約85%が骨に、約15%は脳や神経などにある。骨や歯の形成、筋肉や内臓などのはたらきに作用している。

どんなとき検査する？

- ●中心静脈栄養施行患者、腎不全患者、透析患者ではルーチンでPを測定する。
- ●拒食症(神経性食思不振症)や飢餓などで長期間にわたり低栄養にあった患者にエネルギーを補充すると医原性の低リン血症を引き起こし(refeeding syndrome)、致死的になることがあるので、事前に必ず血清P値をチェックすることが必要である。

注意点

- 血液透析患者では透析前と透析後で血清P値は大きく異なるので、注意が必要である。一般的には透析前の値を参考にする。
- 食事による影響を受けるので、空腹時に測定する。

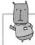

POINT

▷▷ 観察のポイント

高リン血症	● ほとんどは無症状である ● 低カルシウム血症を併発していればテタニーを含む低カルシウム血症の症状が出現することがある
低リン血症	● 通常は無症状である ● 重度の慢性欠乏状態では食欲不振、筋力低下、骨軟化症が生じることがある ● 重篤な神経筋障害が引き起こされた場合には、進行性脳症や心不全、呼吸不全などを生じることがあり、バイタルサインや呼吸状態の観察が必要となる

memo

血清鉄 [Fe]

Serum iron

検体材料 血清

高	●ヘモクロマトーシス
	●再生不良性貧血
	●悪性貧血
	●急性肝炎など

| 基準値 | 男性:50〜200μg/dL |
| | 女性:40〜180μg/dL |

	●鉄欠乏性貧血
	●悪性腫瘍
	●慢性炎症性疾患
低	●妊娠後期など

何をみる?

● 体内には約3〜4gの鉄(Fe)が存在するが、うち30%ほど がフェリチンなどと結合して肝、脾などに貯蔵されている。 残りはヘモグロビン鉄として存在している。
● 血清鉄はトランスフェリンと結合して存在している。

どんなとき検査する?

● 眼瞼結膜蒼白、ふらつき、労作時呼吸苦など、貧血を疑った ときに検査を行う。ヘモクロマトーシスを疑ったときに検査 する場合もある。

他の検査との関連

- 貧血の原因検索を行うためには、血清 Fe だけでは不十分である。血算(RBC*¹、MCV*²など)、網状赤血球数、総鉄結合能(TIBC*³)、フェリチンなどとセットで診断する。

■小球性貧血の鑑別

	Fe	TIBC	フェリチン
鉄欠乏性貧血	↓	↑	↓
慢性疾患に伴う2次性貧血	↓	↓	↑

POINT

▷▷ 観察のポイント

- 基準下限以下の場合は、貧血症状(めまい、立ちくらみ、労作時の呼吸苦など)の有無、出血の有無などを確認する。
- 基準上限以上の場合は、輸血歴、急性肝炎、急性白血病などの有無を確認する。
- 血清 Fe 値は性差があり、女性は男性に比し低値を示す。月経による失血が主原因と考えられる。日内変動があり、朝高く、夜低い。年齢差があり、発育期や高齢者では低値傾向を示す。

*1 RBC : Red blood cell　*2 MCV : Mean corpuscular volume
*3 TIBC : Total iron binding capacity

血清マグネシウム [Mg]

Serum magnesium

検体材料 血清

- ●急性・慢性腎不全
- ●甲状腺機能低下症、アジソン病
- ●高度脱水症、マグネシウム摂取過剰など

基準値：1.7～2.6mg/dL

- ●飢餓、タンパク栄養不良症、吸収不良症候群
- ●小腸切除後、長期消化液吸引、下痢
- ●急性腎不全利尿期、急性膵炎など

何をみる？

- ●マグネシウム(Mg)は人体に必須の物質で、体内ではその多くが骨と軟部組織にあるが、血液中にもわずかに存在する。不整脈、高血圧、虚血性心疾患などに深く関係していると考えられている。

どんなとき検査する？

- ●中心静脈栄養施行患者では、Mg補充忘れや、Mgの不適切な投与量による血清Mg値異常が起こりやすいため、週1回はMg値のチェックを行う。
- ●腎不全患者に水酸化マグネシウム(ミルマグ®)などのMgを含む緩下薬が長期処方されている場合には、高マグネシウム血症をきたしやすいため、Mg値のチェックが必要である。

中心静脈栄養施行患者や、腎不全患者に水酸化マグネシウムなどのマグネシウムを含む緩下薬が長期処方されている場合に検査する

注意点

● ほかの電解質と同様に、点滴の上流から採血した場合には誤った値となるので注意する。点滴と逆側の肢から採血を行うことが原則である。

● 血清 Mg 値異常の場合は、血清カルシウム(Ca)値、無機リン(iP)値などの電解質の確認と同時に、亜鉛(Zn)、鉄(Fe)、銅(Cu)、マンガン(Mn)などの微量元素不足も併発しやすいので注意する。

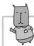

POINT

▷▷ 観察のポイント

高マグネシウム血症	悪心・嘔吐、食欲不振、徐脈、起立性低血圧、傾眠、意識レベルの低下、腱反射の低下、低血圧、低カルシウム血症に関連した症状など
低マグネシウム血症	頻脈、不整脈、振戦、テタニー、筋力低下、けいれん(重度の場合)など。Mg欠乏では低カルシウム血症、低リン血症、低カリウム血症などの電解質異常を合併する

memo

亜鉛 [Zn]

Zinc

高
- ●溶血性貧血
- ●好酸球増加症など

基準値：80〜160μg/dL

- ●腸性肢端皮膚炎
- ●肝疾患(肝がん、肝硬変など)
- ●急性炎症性疾患
- ●腎疾患(ネフローゼ症候群、糸球体腎炎など)

低

何をみる?

- ●亜鉛(Zn)は代表的な必須微量金属で、血清中では約60%がアルブミン(Alb)と、残りがα2-マイクログロブリンと結合している。酵素の構成要素としてさまざまな代謝系の調節に関係している。
- ●Zn欠乏により、皮膚炎、味覚異常などが生じる。また、嗅覚異常、性腺機能不全、成長発育障害なども引き起こされる。これらを認めた場合、血清Zn値を測定し、亜鉛欠乏症の判定を行う。

どんなとき検査する?

- ●皮膚炎、味覚・嗅覚異常、性腺機能不全、成長発育障害などを認めた場合にZnの検査を行う。

皮膚炎、味覚・嗅覚異常、性腺機能不全、成長発育障害などを認めた場合に検査する。中心静脈栄養・経腸栄養施行患者、透析患者では特に注意する

 皮膚炎、味覚・嗅覚異常、性腺機能不全、成長発育障害などを認めた場合に検査する。中心静脈栄養・経腸栄養施行患者、透析患者では特に注意する

● 透析患者では Zn は欠乏しやすいので、血清 Zn 値の測定を検討する。

注意点

● 中心静脈栄養、経腸栄養では亜鉛欠乏症を起こしやすいので注意が必要である。
● 血清 Zn 濃度は空腹で増加、食後 2 ～ 3 時間後に約 20％低下するので採取条件に注意する。室温で全血放置した場合は赤血球からの放出により 2 時間後に約 20％上昇する。溶血でも高値となるため、溶血に注意する。

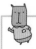 POINT（Zn欠乏時）

▷▷ 観察のポイント

● 免疫不全の低下から陰部の皮疹
● 創傷治癒の遅延、味覚障害
● 食欲低下からくる低栄養状態
● 口内炎
● 舌炎
● 脱毛
● 皮膚障害（口・鼻・眼瞼・外陰部のびらん）
● 爪変化
● うつ状態
● 小児の成長発育障害など

3 生化学検査

2 電解質・金属

117

血糖 [BS、GLU]

Blood sugar、glucose

検体材料 > 血漿

高

- 糖尿病
- 甲状腺機能亢進症
- クッシング症候群
- 原発性アルドステロン症
- 肝硬変、脳血管障害、肥満など

基準値：**70〜109mg/dL**

- 下垂体機能低下症、低グルカゴン血症、インスリノーマ、アルコール性低血糖、腎性糖尿、薬剤性(糖尿病薬)
- 激しい運動、胃切除後など

低

何をみる?

- 血中に存在する糖類として、乳糖、果糖、ガラクトース、五炭糖などがあるが、血糖として測定されるのはブドウ糖(グルコース)である。

どんなとき検査する?

- 高血糖、低血糖の病歴・症状・所見があるときに、その原因となる病態・疾患を想定して検査する。糖尿病の確定診断および経過をみる場合に、随時、ブドウ糖負荷をはじめとした負荷試験時に検査する。

高血糖、低血糖の病歴・症状・所見があるとき、糖尿病の確定診断および経過をみる場合に検査する

他の検査との関連

● 血糖値は食事や身体中のホルモンの値によって変化するため、同時にホルモン値を採取し比較することで高血糖・低血糖の原因となる病態を解明することが多い。

● 意識障害などで糖尿病性ケトーシス・ケトアシドーシスを疑う際は、高血糖のほか、尿中のケトン体の検出や血液ガスによってアシドーシスを証明する必要がある。

■血糖値に影響する要因

血糖を上げるホルモン	グルカゴン、成長ホルモン、副腎皮質ホルモン、甲状腺ホルモン、カテコラミン、ソマトスタチン、プロラクチン
血糖を下げるホルモン	インスリンのみ

注意点

● 血糖値は食事摂取によって上昇する。随時血糖を測定したい場合はいつでもよいが、空腹時血糖の測定時は、早朝の食事前に採取する。

● 緊急度が高いのは高血糖より低血糖であり、低血糖が遷延すると重篤な後遺症を残すことがある。そのため、低血糖症状を認めた際は採血の結果を待たずに、採血終了と同時に糖摂取を促す必要がある。

糖化ヘモグロビン [HbA1c]

Hemoglobin A1c

検体材料 ▶ EDTA 加血液

高
- 糖尿病
- 腎不全
- 異常ヘモグロビン血症
- 高ビリルビン血症
- 慢性アルコール中毒症

基準値：**6.5% (NGSP)**

- 血球寿命の短縮
- 溶血性貧血
- 多量出血
低

何をみる？

- 糖化ヘモグロビン(HbA1c)は、ヘモグロビンとブドウ糖が非酵素反応によって結合したもので、「グリコヘモグロビン」とも呼ばれる。
- HbA1には、HbA1a、HbA1b、HbA1c の３種類が存在するが、そのうち約 2/3 を HbA1c が占める。高血糖になるとヘモグロビンが糖化される割合も高くなるため、HbA1cも高値となる。

どんなとき検査する？

- 糖尿病の病歴・症状・所見があるときに、糖尿病の確定診断

糖尿病の病歴・症状・所見があるときに、糖尿病の確定診断の一項目として検査する

の一項目として検査する。
● 糖尿病治療(内服薬、インスリンなど)の治療経過をみる場合、過去1～2か月の平均血糖コントロールの指標として用いる。

3 生化学検査

3 糖質

他の検査との関連

● HbA1c は約 30 ～ 60 日の平均の血糖値を表すが、もう少し短い期間の平均を表す指標としてフルクトサミン(過去約1～3週間の平均)、糖化アルブミン(約2～3週間前の平均)などがある。
● 2010 年 7 月より糖尿病の診断基準は公式に HbA1c:6.5％ (国際標準値)となった。

注意点

● 血糖値の測定と異なり、HbA1c の採血に関しては過去の報告によりほとんど食事の影響は受けないとされている。溶血がHbA1c 値に強く影響するため、採血での溶血に注意する。

POINT

▷▷ 観察のポイント

異常高値	糖尿病であることが多く、高血糖状態が継続していたことが考えられる
異常低値	赤血球寿命の短縮(失血、溶血、悪性貧血、悪性新生物など)、肝硬変によるものが考えられるため、各疾患の鑑別が必要である

75gOGTT［経口ブドウ糖負荷試験］

Oral glucose tolerance test

検体材料 > 血液

糖尿病型
- 空腹時：126（mg/dL）以上
- 負荷後2時間値：200（mg/dL）以上

基準値（正常型）
空腹時：110（mg/dL）未満
負荷後2時間値：140（mg/dL）未満

何をみる?

- OGTT（経口ブドウ糖負荷試験）は、糖尿病などの糖代謝異常を評価するための検査の1つ。ブドウ糖負荷後の血糖値、およびインスリン値の経時的変化から糖尿病の判定や糖代謝異常の評価を行う。

どう行う?

- トレーラン®G液を5分以内に経口摂取し、負荷後30分、60分、120分（必要があれば180分）後に採血して、血糖値とインスリン濃度を測定する。

どんなとき検査する?

- より早期に、「糖尿病ハイリスク群」および「糖尿病」を発見するために施行する。

●発症初期の糖尿病で、空腹時血糖値は正常範囲内で、食後血糖値のみが高値を呈する場合が多い。

注意点

●負荷検査であり、数回の検体採取の必要性があるため、患者の負担が大きいことを理解しておく。

●検体自体は、採血後はすみやかに測定するのが望ましいが、できない場合は検体を冷所に保存する。血糖測定にはフッ化ナトリウム入りの専用試験管を用いる。

●2時間後の血糖値 > 200mg/dL という糖尿病型の診断基準に加えて、インスリン分泌指数、HOMA-IR、HOMA-β を計算することで実際の糖尿病への移行予測や、適切な使用薬剤の選択に有効となる。

 POINT

▷▷ ケアのポイント

● 1日に数回の採血を行う必要があるため、検査の目的と方法を説明する。

● 指示された負荷後の採血時間と回数(スケジュール)を確実に伝えておく。

● すべての検査が終了するまでは糖分を含む飲食ができないことを説明しておく。

● 繰り返し採血を行う必要があるため、確実な手技で採血を行うように配慮する。

グリコアルブミン［GA］

Glycoalbumin

検体材料 > 血清

●糖尿病
●肝硬変
●甲状腺機能低下症

基準値：11~16%

●ネフローゼ症候群
●甲状腺機能亢進症

何をみる？

●グリコアルブミンは、血清アルブミンとブドウ糖が非酵素反応によって結合した糖タンパクの1つである。

●糖タンパクとしては、赤血球ヘモグロブンと結合したグリコヘモグロビン(HbA1c)が有名であり、グリコアルブミンと合わせて血糖コントロールの指標として用いられる。

どんなとき検査する？

●経口糖尿病薬開始時やインスリン療法導入時など、治療開始や変更、治療効果の確認に用いられることが多い。

●糖尿病予備群やメタボリックシンドロームに特徴的な「食後のみの短時間高血糖」を比較的よくとらえることができ、糖尿病発症予防のための注意喚起にも有用とされているため、献血時のスクリーニング検査にも採用されている。

糖尿病の指標として使われる。特に経口糖尿病薬開始時やインスリン療法導入時など、治療開始や変更、治療効果の確認に用いられる

注意点

- 強溶血にて低下傾向となるため、注意が必要。

■血糖値、グリコアルブミン、HbA1c の比較

血糖値	採血時の血糖の状態の評価
グリコアルブミン	採血の約2〜3週間前から採血までの平均の血糖値の評価
HbA1c	採血の約3か月前から採血までの平均の血糖値の評価

POINT

▷▷ 観察のポイント

▶ 異常高値

- 過去2〜3週間の血糖コントロールが不良であることを示す。甲状腺機能低下症では、アルブミン代謝半減期の遅延により高値を示すことがある。

▶ 異常低値

- 甲状腺機能亢進症やネフローゼ症候群では、アルブミンの代謝半減期の促進により低値を示すことがある。

▷▷ ケアのポイント

- 基準値を超える場合、糖尿病の総合的なコントロールを行う。
- 高値で経過している場合には、処方された薬物が正しく投与・服用されているか確認を行う。

1.5-AG [1.5-アンヒドロ-D-グルシトール]

1.5-Anhydro-D-glucitol

|検体材料| 血清

高 ● 1.5-AG を含む漢方薬の服用

基準値：**14.0μg/mL以上**

● 糖尿病
● 妊娠後期
● 腎不全、胃切除後
低 ● 腎性糖尿

何をみる?

● 1.5-AG は、ブドウ糖と同じように血液中に常に一定量存在する物質。通常、原尿に含まれる 1.5-AG は、ブドウ糖と同様に腎・尿細管でほぼ 100% 再吸収されるが、高血糖に伴う尿糖排泄により尿中へ喪失されて血中濃度が低下する。

● 血液中の 1.5-AG は、尿糖が排泄されるに従い減少するため、血糖値が高いほど 1.5-AG の数値は低くなる。

どんなとき検査する?

● 1.5-Ag は過去数日間の血糖の変動を表す。HbA1c やグリコアルブミン(GA)よりも鋭敏に高血糖に反応することもあり、短期間の血糖のコントロール悪化の評価にすぐれている。

● 糖尿病の治療法を変更し、その効果を速やかに観察する場合、食後だけ高血糖になるケースなど、病状が比較的軽度の時点で糖尿病を評価する場合に用いられる。

症状が比較的軽度の時点で糖尿病のコントロールを評価し
たい場合に用いられる

注意点

● HbA1c や GA とは逆に、「数値が低いほど良くない」所見を
示す。

 POINT

▷▷ 観察のポイント

● 1.5-AG を含む漢方薬を服用している場合に異常高値を示
すことがあり、内服薬を確認する必要がある。

● 1.5-AG は血糖コントロールがもともと不良な症例（HbA1c
＞8％）では低値となり、正確な評価ができないため注意
が必要である。

● 妊娠中や腎機能が低下している場合などは、実際の血糖状
態を反映していない場合がある。

▷▷ ケアのポイント

● 1.5-AG の値は採血時点から過去数日間の血糖コントロー
ルを表す指標であるため、値の意味、血糖値との違いをよ
く説明する。

● 1.5-AG の値が基準値を下回る場合には、栄養指導、運動
療法、投薬治療など総合的な糖尿病のコントロールを行う
必要がある。

● 1.5-AG が低値で経過している場合には、処方された薬物
が正しく投与・服用されているか確認を行う。

総コレステロール [TC]

Total cholesterol

検体材料 血清

高

原発性
- 家族性高コレステロール血症
- 家族性複合型脂質異常症など

続発性
- 糖尿病
- 甲状腺機能低下症
- ネフローゼ症候群
- 肝がん、肝硬変など

基準値：120〜219mg/dL

原発性
- 無・低β-リポタンパク血症、α-リポタンパク欠損症など

続発性
- 甲状腺機能亢進症、アジソン病、肝炎、肝硬変など

低

何をみる？

- コレステロールは代謝産物で、脊髄、肝臓、脳などの組織に分布しており、性ホルモンや胆汁酸生合成の原料となる。
- コレステロールの大部分は食事由来ではなく、多くは体内で合成される。

- 脂肪酸と結合していない遊離型(約1/3)、結合したエステル型(約2/3)があり、その2つを合わせたものが総コレステロール(TC)と呼ばれる。

どんなとき検査する?

- 脂質異常症の病歴、症状、所見があるときに、脂質異常の全体像の把握を目的として検査する。

注意点

- 脂質異常症の病態把握には、LDL-コレステロール(LDL-C)、HDL-コレステロール(HDL-C)、トリグリセリド(TG)の値も同時に測定すべきであり、早朝空腹時検査が望ましいとされる。

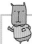

POINT

▷▷ 観察のポイント

高値	●栄養状態(栄養摂取量、BMI、腹囲など) ●飲酒歴 ●日々の運動量
低値	●栄養状態(栄養摂取量、BMI、体重の変化) ●下痢の有無

3

生化学検査

4 脂質

HDL-コレステロール [HDL-C]

High density lipoprotein-cholesterol

検体材料 血清、血漿

高
- ●家族性高α-リポタンパク血症
- ●原発性胆汁性肝硬変
- ●アルコール多飲など

基準値：40〜65mg/dL

- ●糖尿病
- ●慢性腎不全
- ●甲状腺機能亢進症
- ●肝障害
- ●虚血性心疾患（心筋梗塞、狭心症）

低

何をみる？

- ●HDL-コレステロール（HDL-C）は高比重リポタンパクで、脂質50%、タンパク質50%で構成された複合体である。
- ●各組織から過剰なコレステロールを運搬し、異化させる作用があることから、動脈硬化を予防するはたらきがある。

どんなとき検査する？

- ●脂質異常症の病歴、症状、所見があるときに、脂質異常の原因となる病態、疾患を想定して検査する。脂質異常症の確定診断のための必須項目。

注意点

● 脂質異常症の診断基準では、空腹時採血であることが基本。

POINT

▷▷ 観察のポイント（低値の場合）

● 肥満、喫煙、高血糖

▷▷ ケアのポイント（低HDLコレステロール血症・高LDL コレステロール血症に伴う症状の予防と対策）

● 肉に偏った食生活は LDL-C 上昇につながる。エイコサペンタエン酸(EPA*1)を豊富に含む青魚をバランスよく摂取するのが望ましい。EPA は TG を下げる作用に加え、動脈硬化を予防する効果を併せもつことが知られている。

● 一部のマーガリン、加工食品には、LDL-C 値を上昇させ、HDL-C 値を低下させるトランス脂肪酸が含まれるため注意するように指導する。

● 定期的な運動は、LDL-C 値を下げ、HDL-C 値を上げる効果がある。そのため、運動習慣をもてるよう、エレベーターより階段、近場へは歩いていくなどを勧める。

● 肥満自体も HDL-C 値を下げるため、運動・食事により適正体重を維持するように勧める。

● 喫煙すると HDL-C 値が低くなることがわかっているため、HDL-C 値を上げるには禁煙が効果的である。

* 1 EPA : Eicosapentaenoic acid

LDL-コレステロール [LDL-C]

Low density lipoprotein-cholesterol　　検体材料 ▶ 血清、血漿

● 特発性高コレステロール血症、家族性高コレステロール血症
● 将来の虚血性心疾患、脳梗塞、糖尿病のリスクファクターなど

基準値：**65～139mg/dL**

● 無・低リポタンパク血症
● 肝硬変
● 甲状腺機能亢進症など

何をみる？

● LDL-コレステロール（LDL-C）は、コレステロールを肝臓から末梢組織へ運ぶ作用がある。
● LDL-C が高値となると末梢組織に過剰にコレステロールを運搬してしまう。「悪玉コレステロール」とも呼ばれ、将来的に動脈硬化を引き起こすリスクファクターとされる。

どんなとき検査する？

● 脂質異常症の病歴、症状、所見があるときに、脂質異常の原因となる病態、疾患を想定して検査する。
● 脂質異常症の確定診断のための必須項目である。

他の検査との関連

● 脂質異常症では治療薬に HMG-CoA *1 還元酵素阻害薬であるスタチンを使用することが多いが、副作用として横紋筋融解症が出現してクレアチンキナーゼ(CK)が上昇することがあるので、経過をみる際に検査する。

注意点

● 脂質異常症の診断基準では、空腹時採血であることが基本。

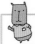

POINT

▷▷ 観察のポイント

高値	● 栄養状態(栄養摂取量、BMI、腹囲など) ● 日々の運動量 ● 高血圧などの随伴症状 ● 黄色腫
低値	● 栄養状態(栄養摂取量、BMI、体重の変化) ● 下痢の有無、便の性状(吸収障害時、便は脂肪が多くやや白っぽい状態となる) ● 神経症状や精神症状(倦怠感) ● 成長障害 ● 皮膚乾燥や湿疹 ● 脱毛 ● 出血傾向

＊1 HMG-CoA：Hydroxy-methylglutaryl CoA

トリグリセリド ［中性脂肪：TG］

Triglyceride

検体材料 血清

高
- 家族性脂質異常症
- 糖尿病、高尿酸血症
- ネフローゼ症候群
- クッシング症候群
- アルコール性脂肪肝
- 甲状腺機能低下症など

基準値：30～149mg/dL

- 無β-リポタンパク血症
- 甲状腺機能亢進症
- 吸収不良症候群
- 肝障害（肝硬変、肝炎など）
低

何をみる？

- トリグリセリド(TG：中性脂肪)は、食事で摂取される脂肪の大部分を占め、エネルギー源として利用されている。余ったTGは肝臓や脂肪組織に蓄積される。

どんなとき検査する？

- 脂質異常症の病歴、症状、所見があるときに、脂質異常の原因となる病態、疾患を想定して検査する。脂質異常症の確定診断のための必須項目。

脂質異常症の病歴、症状、所見があるときに、脂質異常の
原因となる病態、疾患を想定して検査する

注意点

● 検体採取時の食事による影響は非常に強い。食事、飲酒ともに影響を受けるため、絶食開始から 12 時間後の採血が原則となる。

POINT

▷▷ 観察のポイント（高値の場合）

● 栄養状態
● BMI
● 腹囲など
● 飲酒歴
● 日々の運動量

▷▷ ケアのポイント（高コレステロール血症時）

● 高カロリー・高脂肪食を控え、標準体重当たり 25 ～ 30kcal 程度を目安に指導する。青魚の摂取を勧める。
● アルコール摂取を控えるように指導する。
● 禁煙を指導する。
● 肥満や運動不足は TG 値を上昇させるため、日常生活で運動する習慣をもてるよう指導する。
● 肥満自体も TG 値を上昇させるため、適正体重の提示、食事および運動指導を通した適正体重の維持を勧める。

リポタンパク

Lipoprotein

検体材料 ▶ 血清

高

HDL
- 肝性トリグリセリドリパーゼ欠損症、CETP[*1] 欠損症

VLDL、LDL
- 高リポタンパク血症

基準値

| HDL：男性：29〜50% |
| 女性：34〜53% |
| VLDL：男性：8〜29% |
| 女性：3〜23% |
| LDL：男性：30〜55% |
| 女性：33〜53% |

HDL
- 家族性低 HDL 血症、タンジール病

VLDL、LDL
- 無 β-リポタンパク血症、低 β-リポタンパク血症

低

何をみる?

- 脂質はそのままでは水に溶けないため、血中ではアポタンパクと結合してリポタンパクとして存在しており、HDL-コレステロール(HDL-C)、LDL-コレステロール(LDL-C)もリポタンパクの1種である。

リポタンパク異常症の病歴、症状、所見があるときに、異常の原因となる病態・疾患を想定して検査する

どんなとき検査する？

● リポタンパク異常症の病歴、症状、所見があるときに、リポタンパク異常の原因となる病態・疾患を想定して検査する。

注意点

● 食事・飲酒の影響を受けることから、絶食開始から12時間後の採血が原則。

POINT

▷▷ 観察のポイント

高値	● 栄養状態（栄養摂取量、BMI、腹囲など） ● 飲酒歴 ● 日々の運動量 ● 肝・膵腫大 ● 黄色腫
低値	● 下痢の有無、便の性状（吸収障害時、便は脂肪が多くやや白っぽい状態となる） ● 神経症状 ● 精神症状（倦怠感） ● 成長障害 ● 皮膚乾燥、湿疹 ● 脱毛 ● 出血傾向

＊1 CETP：Cholesteryl ester transfer protein

AST [GOT]/ALT [GPT]

AST : Aspartate aminotransferase, ALT : Alanine
aminotransferase, GOT : Glutamic oxaloacetic
transaminase, GPT : Glutamic pyruvic transaminase

検体材料 血清

高

肝疾患
- ●ウイルス性急性・慢性肝炎
- ●肝硬変
- ●薬物性肝障害
- ●アルコール性肝障害など

心疾患
- ●心筋梗塞
- ●心筋炎

胆道・膵臓疾患
- ●胆石・胆道炎
- ●胆嚢がん
- ●総胆管結石
- ●胆管がんなど

筋疾患
- ●多発性筋炎
- ●筋ジストロフィー

基準値 　AST：10〜40IU/L
　　　　ALT：5〜45IU/L

低
- ●臨床的意義は少ない

何をみる?

- ●AST(GOT)と ALT(GPT)は、ほぼすべての臓器に存在する
  酵素で、両者とも同じようなはたらきをしている。
- ●AST は心筋、腎臓、肝臓、骨格筋に多く存在するが、ALT
  は肝細胞中に多く存在するため肝機能検査として用いられる。

どんなとき検査する?

- ●薬物・漢方・アルコール摂取、ウイルス性肝炎、循環不全な
  ど肝機能異常を疑わせる病歴、全身倦怠感、黄疸など肝機能

AST は、腎臓、肺、心臓、筋、血液などが破壊されるような病態を想定する場合に、ALT は肝細胞中に多く存在するため肝機能検査として行われる

異常に伴う症状、白色便など閉塞性黄疸に伴う症状を認めた場合に、その原因となる病態・疾患を推定して検査する。
● AST は腎臓、肺、心臓、筋、血液にも含まれるため、これらが破壊されるような病態を想定する場合にも検査を行う。

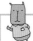 POINT

▷▷ 観察のポイント

肝疾患（肝細胞障害）	● 全身症状（ショック状態、発熱、全身倦怠感、黄疸、クモ状血管腫、皮下出血など）
	● 腹部症状（肝腫大、食欲不振、腹部膨満感、悪心・嘔吐など）
	● 肝性脳症による症状（意識障害、手指の振戦、羽ばたき振戦、不眠など）
	● 門脈循環障害による症状（腹水、食道［胃］静脈瘤、腹壁静脈の怒張）
急性心筋梗塞	● 胸痛（多くの場合、激烈な胸部痛が30分以上継続）
	● 胸痛の誘因
	● 放散痛の有無（肩〜腕の内側、背中、咽頭、顎、など）
	● 随伴症状（冷感、ショック症状、不整脈、呼吸困難、悪心・嘔吐など）
筋疾患	● 筋力低下、関節痛、嚥下障害、皮膚症状など

乳酸脱水素酵素 [LDH] /アイソザイム

Lactate dehydrogenase/LDH isozymes 　　　検体材料 血清

LDH1、LDH2の上昇
●悪性貧血、急性心筋梗塞、溶血性貧血

LDH2、LDH3の上昇
●白血病、悪性リンパ腫

LDH5の上昇
●急性肝炎、原発性肝がん、肝硬変

基準値：**120～245IU/L**

●臨床的意義は少ない

何をみる?

●乳酸脱水素酵素(LDH)は、生体組織のほとんどに存在する酵素である。
●LDHは5種類のアイソザイム(LDH 1～5)があるが、それぞれ存在部位や分子構造が異なるため、各LDHを分析することで、どの部位に異常が生じているかを推定できる。

どんなとき検査する?

●肝・胆道系疾患、膵炎が疑われる場合、心筋梗塞など心筋障害が疑われる場合、腎梗塞、肺梗塞などの梗塞性疾患が考えられる場合、多発筋炎、皮膚筋炎など筋疾患が疑われる場合、溶血性貧血、悪性腫瘍が考えられる場合に検査する。

①肝・胆道系疾患、膵炎、②心筋障害、③腎梗塞、肺梗塞などの梗塞性疾患、④筋疾患、⑤溶血性貧血、⑥悪性腫瘍が疑われる場合に検査する

● 悪性腫瘍では治療に対する反応を判断するうえで大変有用な場合があり、効果判定目的で測定することがある。

注意点

● 溶血により高値となるため注意する。
● 激しい運動や筋肉注射の後に軽度上昇する。

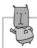

POINT

▷▷ 観察のポイント

● LDH の " 急激な " 上昇時は、ダメージを受けている臓器の範囲が大きいことを示している。AST・ALT 両者の上昇を伴う LDH の上昇は劇症肝炎などの肝障害を、クレアチンキナーゼ(CK)、AST の上昇を伴う LDH の上昇は心筋梗塞を疑う。

memo

アルカリホスファターゼ［ALP］/アイソザイム

Alkaline phosphatase/ALP isozyme | 検体材料 ▷ 血清

高

ALP1、ALP2（肝由来）
◉肝障害、胆道系疾患

ALP3（骨由来）
◉骨代謝系疾患

ALP4（胎盤由来）
◉臨床的意義は少ない

ALP5（小腸由来）
◉肝障害

ALP6（IgG と結合）
◉臨床的意義は少ない

基準値：80〜260IU/L

低
◉甲状腺機能低下症など

＊ALPが異常値を示した場合、どのアイソザイムが存在するかが重要
であり、その分画比（％）を求めることに意義があるわけではない。

何をみる?

●アルカリホスファターゼ(ALP)は、アルカリ領域でリン酸
エステルを加水分解する酵素で、ほとんどの臓器に存在して
いる。

主に、閉塞性黄疸や肝内胆汁うっ滞、肝内占拠性病変が疑われる場合に検査する

どんなとき検査する?

- 閉塞性黄疸や肝内胆汁うっ滞、肝内占拠性病変が疑われる場合に検査を行う。また前立腺がん、乳がんなど、造骨性の骨転移をきたすがんの場合、転移の有無を検索する目的でも検査を行う。
- 甲状腺機能亢進症、副甲状腺機能亢進症、くる病でも上昇が認められるため、これらが疑われる場合にも検査する。

注意点

- 原則として空腹時に採血する。

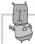 POINT

▷▷ 観察のポイント

肝・胆道系疾患	●黄疸の部位と程度、ビリルビン尿、灰白色便、全身瘙痒感の有無 ●発熱、全身倦怠感 ●右季肋部痛、食欲不振、悪心・嘔吐 ●出血傾向(紫斑[点状出血、斑状出血]、粘膜出血[歯肉出血、鼻出血、血尿]など)
甲状腺機能亢進症	●頻脈、不整脈、手の振戦、疲労感など
骨疾患	●疼痛、関節痛、しびれなど
潰瘍性大腸炎	●下痢、血便、発熱、食欲不振など

クレアチンキナーゼ［CK］/CKアイソザイム

Creatine kinase/CK isozymes

検体材料 > 血清

CK-BB 高値
- 脳梗塞、脳挫傷、悪性腫瘍

CK-MM 高値
- 多発性筋炎、甲状腺機能低下症、横紋筋融解症 など

CK-MB 高値
- 急性心筋梗塞、心筋炎など

基準値
男性：57〜191IU/L
女性：32〜180IU/L

- 甲状腺機能亢進症など

何をみる？

- クレアチンキナーゼ(CK)は、骨格筋や心筋、平滑筋、脳に多く含まれる酵素で、エネルギー代謝に関連したはたらきをもっている。

どんなとき検査する？

- 血中CK値は筋肉や脳の組織が損傷される疾患、心筋梗塞、筋炎、脳血管障害などの急性期を疑う場合に測定する。特に心筋梗塞急性期の診断では最も重要な検査。

筋肉や脳の組織が損傷される疾患、心筋梗塞、筋炎、脳血管障害などの急性期を疑う場合に測定する。特に心筋梗塞急性期の診断には最も重要な検査である

- CK値の上昇が何に由来するかが不明の場合には、CKアイソザイムも併せて測定する。
- 脂質異常症治療薬である HMG-CoA 還元酵素阻害薬(スタチン[特にフィブラート系と併用している場合])を内服している患者には、副作用として知られている横紋筋融解症をみつける目的で測定する。

注意点

- 疾患によらない筋組織の障害、例えば激しいスポーツ、肉体労働、こむらがえり、筋肉注射の後などによっても CK 値が上昇することがあり、異常値を認めた場合には、まずこれらがないことを確認する必要がある。
- 溶血により高値となるため、転倒混和はゆっくり行う。

memo

_____

_____

_____

_____

_____

_____

_____

_____

_____

_____

クレアチンキナーゼ-MB [CK-MB]

Creatine kinase-MB

検体材料 血清

●急性心筋梗塞
●心筋炎
●心膜炎
●心臓外傷

基準値
定性：1〜4％
定量：15〜25IU/L

何をみる？

●クレアチンキナーゼ-MB(CK-MB)は、3種類あるクレアチンキナーゼ(CK)のアイソザイムのうちの1つである。
●CK-MBは心筋由来の逸脱酵素であるため、心筋梗塞などがあると血中の値が上昇する。

どんなとき検査する？

●心筋梗塞に代表される心筋障害が認められる場合に上昇する。そのため、心筋梗塞、心筋炎、心膜炎、心臓外傷といった心筋細胞の障害が起こる疾患が疑われる場合に検査を行う。
●心筋梗塞の際には、その最高値が梗塞に陥った心筋量の推定にも用いられ、予後の判定にもつながる。そのため、多くの場合に経時的に測定される。

心筋梗塞、心筋炎、心膜炎、心臓外傷といった心筋細胞の障害が起こる疾患が疑われる場合に検査する

他の検査との関連

- CK-MB が上昇し、急性心筋梗塞に代表される急性冠症候群を疑う場合は、他の心筋逸脱酵素である AST、乳酸脱水素酵素(LDH)を調べ、さらに血液検査でトロポニン T、トロポニン I、H-FABP(heart-type fatty acid-binding protein：心臓由来脂肪酸結合タンパク)などを調べる。そのほかに心電図、画像診断(胸部単純 X 線写真、心エコー検査、心臓 CT)を組み合わせて診断を確定させる必要がある。
- これらの検査により、診断が確定あるいは強く疑われる場合には、心臓カテーテル検査を行い、必要があればカテーテル治療、バイパス治療を考慮しなければならない。

注意点

- CK-MB の上昇は一般的には心筋の障害を意味するが、再生中の骨格筋は CK-MB も多く含むため、進行性筋ジストロフィーや皮膚筋炎でも上昇することがあるので注意を要する。
- 溶血により高値となるため、転倒混和はゆっくり行う。

memo

アミラーゼ[AMY]/アミラーゼアイソザイム

Amylase/amylase isozymes 検体材料 > 血清

高

P型高値
- ◎急性膵炎、慢性膵炎の増悪時、膵がん、胆道系疾患

S型高値
- ◎耳下腺炎、悪性腫瘍(卵巣がん、肝がん、骨髄腫など)

P型、S型ともに高値
- ◎慢性腎不全

基準値	アミラーゼ:66~200IU/L アイソザイムP型:30~95% アイソザイムS型:40~70%

何をみる?

- ◎アミラーゼ(AMY)はデンプンを加水分解する酵素で、膵由来の酵素であるP型と、唾液腺由来のS型の2つのアイソザイムがある。

どんなとき検査する?

- ◎アルコール多飲、高トリグリセリド血症、胆石の既往などの膵炎が疑われる病歴、背部痛を伴う心窩部痛などの膵炎に典型的な症状を認める場合、顎下腺の腫脹など唾液腺炎が疑われる症状を認める場合に検査を行う。

背部痛を伴う心窩部痛などの膵炎に典型的な症状を認める場合、顎下腺の腫脹など唾液腺炎を疑わせる症状を認める場合に検査する

 POINT （急性膵炎時）

▷▷ 観察のポイント

- バイタルサイン（血圧低下・頻脈やショック症状、意識障害、呼吸困難など。重症型では、活性化した膵酵素、各炎症性メディエーターによる全身性の血管透過性亢進と凝固系異常[出血傾向、DIC[*1]など]を背景とし、循環不全、呼吸不全、腎不全などの重要臓器障害を併発し得る）
- 腹痛（心窩部を中心とする上腹部の持続する疼痛）
- 背部痛（放散痛）
- 腹膜刺激症状
- 悪心・嘔吐、腹部膨満感（腹水貯留や腸管麻痺に伴い出現しやすい）
- 黄疸、瘙痒感

memo

---

* 1 DIC：Disseminated intravascular coagulation

リパーゼ

Lipase

検体材料 ▶ 血清

高

● 急性・慢性膵炎
● 膵がん
● 膵管閉塞

基準値：5〜35IU/L

● 慢性膵炎（末期）
● 膵がん（末期）
● 膵全摘後など

低

何をみる?

● リパーゼは、脂肪をトリグリセリド（TG：中性脂肪）や脂肪酸などに加水分解する酵素で、脂肪を腸管から吸収しやすくするはたらきをもつ。

● リパーゼは膵臓でつくられ、膵実質の障害や膵管の狭窄・閉塞による膵液のうっ滞などで血中に逸脱し、高値をきたす。

どんなとき検査する?

● 急性膵炎、慢性膵炎急性増悪、膵がんなどが疑われる場合に検査する。急性膵炎診断に対する感度・特異度は血中アミラーゼよりも高く、血中アミラーゼが陰性の場合でも、臨床的に膵炎が疑われる場合には検査する。

急性膵炎、慢性膵炎急性増悪、膵がんなどが疑われる場合に検査する

注意点

● 空腹時採血でただちに測定するのが望ましい。

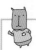 __POINT__ （急性膵炎時）

▷▷ 観察のポイント

● リパーゼはアミラーゼよりも、膵、膵周囲疾患に特異的であることから、急性膵炎時ではほぼ100%高値を示す。

● バイタルサイン(血圧低下・頻脈やショック症状、意識障害、呼吸困難など。重症型では、活性化した膵酵素、各炎症性メディエーターによる全身性の血管透過性亢進と凝固系異常[出血傾向、DIC など]を背景とし、循環不全、呼吸不全、腎不全などの重要臓器障害を併発し得る)

● 腹痛(心窩部を中心とする上腹部の持続する疼痛)

● 背部痛(放散痛)

● 腹膜刺激症状

● 悪心・嘔吐、腹部膨満感(腹水貯留や腸管麻痺に伴い出現しやすい)

● 黄疸、瘙痒感

memo

γ-GTP［γ-グルタミルトランスペプチダーゼ］

γ-Glutamyl transpeptidase

検体材料 > 血清

●アルコール性肝炎
●急性・慢性肝炎
●肝硬変
●肝がん
●胆汁うっ滞性肝障害

基準値	男性：10〜50IU/L 女性：9〜32IU/L

何をみる？

● γ-GTP(γ-グルタミルトランスペプチダーゼ)は、腎、膵、肝に多く含まれる転移酵素で、γ-グルタミル基を他のペプチドやアミノ酸に転移する。

●ウイルス性肝炎、アルコール性肝炎に代表される肝障害、肝内・肝外胆汁うっ滞を認める場合に高値となる。

どんなとき検査する？

●肝・胆道系障害のスクリーニングに用いられる。特にアルコール性肝障害において高値を認めるため、アルコール性肝障害が疑われる場合に検査する。

アルコール性肝障害において高値を認めるため、アルコール性肝障害等が疑われる場合に検査する

 POINT （アルコール性肝障害時）

▷▷ 観察のポイント

- 飲酒歴（量・期間・最終の飲酒日時）の把握（アルコール離脱症状の出現に留意するため、最終の飲酒日時を正確に把握する）
- アルコール離脱症状（振戦、発汗、頻脈、不安、焦燥感、不眠、せん妄症状など[禁酒後6〜96時間後に発現]、アルコール離脱けいれん発作[多くは禁酒後48時間以内に発現]）
- 食欲不振、体重減少、全身倦怠感
- 悪心・嘔吐、腹痛、下痢
- 肝腫大の程度、腹部膨満感
- 黄疸の有無

memo

153

コリンエステラーゼ [ChE]

Cholinesterase

検体材料 血清

● ネフローゼ症候群
● 肝がん、脂肪肝
● 甲状腺機能亢進症など

基準値：**214～466IU/L**

● 肝障害（肝硬変、慢性肝炎、肝がん、劇症肝炎）
● 栄養失調
● 消耗性疾患など

何をみる？

● コリンエステラーゼ(ChE)は、種々のコリンエステルをコリンと有機酸に加水分解する酵素で、肝臓で産生されている。

どんなとき検査する？

● ChE の低下は、肝臓によるタンパク合成の低下を反映するため、肝機能障害の程度を判断する目的で検査する。
● 栄養状態も反映するため、栄養状態の判断を行う場合にも検査することがある。

肝臓によるタンパク合成の低下を反映することから、肝機能障害の程度を判断するために検査する

POINT

▷▷ 観察のポイント

- 肝硬変において ChE が徐々に低下するときは肝不全の徴候であり、腹水、黄疸、肝性脳症などの症状に注意が必要である。

▷▷ ケアのポイント （肝細胞障害時）

症状の観察と 異常の早期発見	●経時的にバイタルサインを測定、症状を観察、異常の早期発見に努める
肝庇護のための 安静の確保	●肝血流量を増加させ、肝細胞の再生を促進する。また、安静臥床によりエネルギー消費が減少し、肝臓の機能の負担を軽減できる
食事療法の援助	●肝庇護食（高タンパク、適正エネルギー、高ビタミン食）を摂る。腹水がある場合は、水分・塩分の制限を行う。飲水制限により口渇感が強いときは、氷やレモン汁などでやわらげ、制限を守れるようにする
黄疸へのケア	●黄疸によるボディイメージの変化への援助を行う
腹水貯留時の ケア	●腹部膨満や浮腫により皮膚粘膜が脆弱化し、傷つきやすく、褥瘡発生のハイリスク状態となる。皮膚の保清・保湿を行う
安全対策	●腹水貯留や浮腫に伴う歩行時のふらつき、転倒を予防する

トリプシン

Trypsin

検体材料 ▷ 血清

 高
●急性膵炎、慢性膵炎の急性増悪時
●膵がん、膵嚢胞

基準値：**100〜550ng/mL**

 低
●慢性膵炎の非代償期、膵がん
●広範な膵切除後など

何をみる？

- トリプシンは、膵で産生されて十二指腸に分泌される消化酵素である。
- 膵以外の臓器には存在しないため、アミラーゼやリパーゼよりも膵特異性が高い。

どんなとき検査する？

- トリプシンは最も膵特異性の高い酵素であるため、膵炎、膵がんといった膵臓疾患を疑った場合に検査する。
- 慢性膵炎が進行した場合は膵外分泌機能が失われるが、この膵外分泌機能の評価を行う目的でも検査する。

最も膵特異性の高い酵素であるため、膵炎、膵がんなどの
膵臓疾患を疑った場合に検査する

 POINT （急性膵炎時）

▷▷ 観察のポイント

● バイタルサイン（血圧低下・頻脈やショック症状、意識障害、
呼吸困難など。重症型では、活性化した膵酵素、各炎症性
メディエーターによる全身性の血管透過性亢進と凝固系異
常[出血傾向、DIC など]を背景とし、循環不全、呼吸不全、
腎不全などの重要臓器障害を併発し得る）

● 腹痛（心窩部を中心とする上腹部の持続する疼痛）

● 背部痛（放散痛）

● 腹膜刺激症状

● 悪心・嘔吐、腹部膨満感（腹水貯留や腸管麻痺に伴い出現
しやすい）

● 黄疸、瘙痒感

memo

心筋トロポニンT

Cardiac troponin T

検体材料 血清

- ●急性心筋梗塞
- ●不安定狭心症、心筋炎など

基準値：**0.10ng/mL (ECLIA)**

- ●臨床的意義は少ない

何をみる?

- ●トロポニン複合体には、トロポニンC、T、Iの3種類が存在するが、トロポニンTとトロポニンIは骨格筋と心筋においてアイソフォームが異なっている。心筋トロポニンTと心筋トロポニンIは骨格筋に存在しないため、心筋特異性が非常に高い。

どんなとき検査する?

- ●主に急性心筋梗塞が疑われた際に検査する。

注意点

- ●検体採取後、なるべく早期に測定されることが望ましいとされているが、その他注意すべきことはない。異常値を認めた場合には、急性心筋梗塞のみでなく、心筋炎、心不全、腎不全など、その他の可能性も考慮すべきである。

POINT

▷▷ 観察のポイント

心筋梗塞	●胸痛の部位、性質、程度(多くの場合、激烈な胸部痛が30分以上継続) ●胸痛の誘因 ●放散痛の有無(肩〜腕の内側、背中、咽頭、顎、歯など) ●随伴症状(冷感、ショック症状、不整脈、呼吸困難、悪心・嘔吐など)
狭心症	●胸痛、胸部絞扼感、胸部圧迫感(15分以内に消失することが多い) ●胸痛の誘因 ●放散痛の有無(肩〜腕の内側、背中、咽頭、顎、歯など) ●随伴症状(動悸、不整脈、呼吸困難、頭痛、悪心・嘔吐など)
心筋炎	●感冒様症状(発熱、咳、頭痛、咽頭痛、全身倦怠感など)、胸痛、動悸、不整脈、呼吸困難感など

memo

ビタミン

Vitamin

検体材料 血清

基準値	ビタミンA：30〜80μg/dL ビタミンB₁：20〜50ng/dL ビタミンB₂：66〜111ng/dL ビタミンB₆：4〜17ng/dL ビタミンB₁₂：260〜1050pg/dL 葉酸：4.4〜13.7ng/mL

何をみる？

● ビタミンは、生理機能の維持に必要不可欠な微量の有機物の総称である。体内で合成することができないため、食物によって摂取する必要がある。

どんなとき検査する？

● 次頁の表に示した症状を認めたときには、ビタミン欠乏症を疑い検査を行う。

注意点

● 早朝空腹時に採取し、遮光保存する。

ビタミンは、体内で合成することができないため、食物によって摂取する必要がある

■各種ビタミン欠乏症と主な症状

欠乏症	主な症状
ビタミンA欠乏症	夜盲症
ビタミンB₁欠乏症	脚気、ウェルニッケ脳症
ビタミンB₂欠乏症	口角炎、口唇炎、口内炎、舌炎
ビタミンB₆欠乏症	貧血、多発性末梢神経炎
パントテン酸欠乏症	四肢のしびれ、足の灼熱感
ナイアシン欠乏症	ペラグラ（皮膚炎、下痢、痴呆）
葉酸欠乏症	巨赤芽球性貧血、胎児の二分脊椎症（妊娠中に欠乏した場合）
ビオチン欠乏症	皮膚炎、脱毛、筋肉痛
ビタミンB₁₂欠乏症	巨赤芽球性貧血
ビタミンC欠乏症	壊血症
ビタミンD欠乏症	くる病、骨軟化症
ビタミンE欠乏症	溶血性貧血、浮腫・脱毛（未熟児）
ビタミンK欠乏症	出血傾向、新生児メレナ

memo

ICG試験 [インドシアニングリーンテスト]

Indocyanine green test

検体材料 血清

- ●肝炎
- ●肝硬変
- ●体質性黄疸
- ●胆汁流出障害
- ●脂肪肝
- ●うっ血性心不全など

基準値：停滞率：10%以下 (15分値)

何をみる?

- ●ICG(インドシアニングリーン)は、血中に投与すると、肝臓によってのみ摂取され、その後ほとんどが胆汁から排泄される。腸管では再吸収されない。このような特徴から、色素の肝への流入、摂取、肝内処理、胆汁への排泄といった、各過程の障害を全体として検出することができる。ICGは特に肝臓の血流量や色素の摂取能力を反映するとされる。

どんなとき検査する?

- ●慢性肝疾患の肝予備能を知りたい場合に実施する。肝硬変の診断や重症度判定、予後の推定を行う。
- ●外科手術に際して肝臓の予備能を知り、切除可能な範囲を決定する際に行う。

慢性肝疾患の肝予備能を知りたい場合に実施する。肝硬変の診断や重症度判定、予後の推定を行う

●体質性黄疸の診断を行う場合にも行う。ローター症候群、ジルベール症候群、デュビン・ジョンソン症候群などの体質性黄疸の鑑別に役立つ。

注意点

●早朝の空腹時に、安静臥床状態で行う。

●体重測定を行い、体重当たり必要な試薬やストップウォッチを準備する。

●色素投与量は 0.5mg/kg（標準体重で計算）とする。亜硫酸水素ナトリウムを含有しないヘパリンで処理した採血管を4本準備する。3本は遮光しておく。

●遮光していない1本にまず採血を行う。

●肘静脈から ICG の注入を開始すると同時にタイマーなどで時間を計り、30秒以内に注入を完了する。注入開始の5、10および15分後に、注入側と反対の肘静脈から採血を行う。それぞれ遮光した採血管に入れる。

●ICG の血中からの消失は非常に早いので、採血時間は定められた時間の±15秒以内に行い、ずれた場合には採血できた時間を「○分○秒」と正確に記録する。

●Rmax を求める場合には、投与量を変えてさらに数日間検査を行う必要がある。

memo

血液ガス／酸塩基平衡

Blood gases/Acid-base balance

検体材料 ▷ 血液

PCO₂ 高
- ●肺胞低換気
- ●呼吸筋・神経障害
- ●肺・胸膜疾患

基準値

> PO_2[*1]：80〜100Torr
> PCO_2[*2]：35〜45Torr
> pH：7.36〜7.44
> HCO_3^-：22〜26mEq/L
> BE：−2〜+2mEq/L
> SaO_2[*3]：93〜98%

PO₂
- ●呼吸不全

PCO₂
- ●過換気症候群
- ●代謝性アシドーシスの呼吸性代償
- ●妊娠、発熱、運動

低

何をみる？

●血液ガス検査では、生体内が酸性かアルカリ性か、また呼吸
の問題でそれが起こっているのか、代謝の問題でそれが起こ
っているのかを推定することができる。

呼吸の問題(呼吸不全、人工呼吸器装着患者)、代謝の問題(糖尿病性ケトアシドーシスの患者、原因不明の血圧低下患者、心肺停止患者など)が疑われた場合にみる

どんなとき検査する?

● 血液ガス検査は呼吸の問題を疑った場合(呼吸不全、人工呼吸器装着患者)、代謝の問題を疑った場合(糖尿病性ケトアシドーシスの患者、原因不明の血圧低下患者、心肺停止患者など)に行う。

注意点

● 測定は動脈血のヘパリン採血(血液ガス採取用キット)により行う。採取後10分以内に、氷冷しても3時間以内に測定する。

● 採取前20～30分安静にさせ、脈拍数・呼吸数が安定するのを待つ。採血部位は大腿動脈、上腕動脈、または橈骨動脈で拍動をよく触れるところで行う。

● 動脈穿刺部は圧迫止血を十分に行う。

● 血液ガス検査は検体採取後、すぐに検査機器(全自動血液ガス・電解質分析装置)に投入しないと正確な結果が得られないため、検体が採取されたらすみやかに検査機器に向かう。

memo
_____
_____
_____
_____

＊1 PO_2：Partial pressure of oxygen　＊2 PCO_2：Partial pressure of carbon dioxide
＊3 SaO_2：Arterial oxygen saturation

POINT

▷▷ 観察のポイント

● 呼吸回数、脈拍などのバイタルサイン、呼吸苦の有無の確認、さらに経皮的動脈血酸素飽和度(SpO_2)の監視を行う。

● 酸塩基平衡障害の疾患と症状

	特徴	症状
代謝性アシドーシス	一時的にHCO_3^-が減少する病態	悪心・嘔吐、重篤な場合には、血圧低下、肺水腫、クスマウル呼吸、心室性不整脈。慢性では骨軟化症、高カルシウム尿症
代謝性アルカローシス	一時的にHCO_3^-が増加する病態	食欲不振、嘔吐、不整脈、呼吸中枢の抑制、テタニー、筋肉の興奮性亢進
呼吸性アシドーシス	肺胞低換気、すなわちPCO_2増加に起因する酸塩基平衡障害	**急性呼吸性アシドーシス**：呼吸数増加、発汗、頭痛、めまい、顔面紅潮、悪心、血圧上昇、頻脈。重篤な場合は、心拍出量減少、血圧低下、傾眠、意識消失、けいれん **慢性呼吸性アシドーシス**：基礎疾患の症状のみのことが多い
呼吸性アルカローシス	肺胞過換気、すなわちPCO_2減少に起因する酸塩基平衡障害	**急性呼吸性アルカローシス**：頭痛、めまい、テタニーや筋けいれん、知覚異常、意識障害 **慢性呼吸性アルカローシス**：基礎疾患の症状のみのことが多い

● 低酸素血症・高二酸化炭素血症の症状

低酸素血症の症状	呼吸回数増加、呼吸苦
高二酸化炭素血症の症状	呼吸苦、意識混濁、不安、不穏、混迷。高度な場合、幻覚、躁状態

Part

4

免疫血清検査・輸血

リウマトイド因子 [RF] 検査

Rheumatoid factor

検体材料 血清

陽性
◎関節リウマチ
◎全身性エリテマトーデス(SLE[*1])
◎シェーグレン症候群
◎肝疾患(慢性肝炎、肝がん、肝硬変)
◎強皮症
◎多発性筋炎、皮膚筋炎など

基準値
定性：陰性 (ー)
定量：20IU/mL未満

何をみる?

●リウマトイド因子(RF)とは、免疫グロブリン G(IgG)の Fc 部分に対する自己抗体のことを指す。関節リウマチ患者の約80%にみられる。

どんなとき検査する?

●関節リウマチを疑ったときに検査する。

[*1] SLE：systemic lupus erythematosus

関節リウマチを疑ったときに検査する

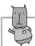 **POINT** （関節リウマチの場合）

▷▷ 観察のポイント

関節症状	●朝のこわばり、疼痛、腫脹、圧痛 ●関節の変形の有無とその程度 ●関節症状の範囲と発症部位
全身症状	●発熱、易疲労感、全身倦怠感、貧血症状 ●食欲不振、体重減少 ●筋萎縮の有無と程度 ●日常生活制限の程度

▷▷ ケアのポイント

▶ RF 検査陽性による症状の観察
- 関節の症状は、左右対称性の手・膝・肘関節に生じることが多い。

▶ 関節リウマチの症状の予防と対策
- 冷えによる関節症状対策を行う。
- 関節の保護と機能維持を図る。
- 心身の安静と適度な運動を指導する。
- 栄養価が高く、バランスのとれた食事の援助を行う。

▶ 安全対策
- 関節の変形による転倒予防のため、環境を整える。

▶ 精神的援助
- 病気に対する正しい知識により、精神的不安の軽減を図る。

▶ 薬物療法への援助および効果のモニタリング

抗CCP抗体

Anti-cyclic citrullinated peptide antibody ｜検体材料〉血清

 ●関節リウマチ

基準値：5.0U/mL未満 (ELISA)

 ●臨床的意義は少ない

何をみる？

●抗CCP抗体(抗シトルリン化ペプチド抗体)は関節リウマチの新しい血中マーカーである。リウマトイド因子(RF)よりも感度・特異度にすぐれる。

どんなとき検査する？

●関節リウマチを疑ったときに検査する。

 POINT

▷▷ 観察のポイント

関節症状	●朝のこわばり、疼痛、腫脹、圧痛 ●関節の変形の有無とその程度 ●関節症状の範囲と発症部位
全身症状	●発熱、易疲労感、全身倦怠感、貧血症状 ●食欲不振・体重減少 ●筋萎縮の有無と程度 ●日常生活制限の程度

関節リウマチの早期診断の手段の1つとして測定され、早期関節リウマチ患者で陽性になる

⋙ ケアのポイント

▶ 冷えによる関節症状対策
- 冷えや湿気は症状増悪につながるので禁物。季節や天候に応じて衣服・寝具を選択する。
- 症状の強いときには入浴を避ける。入浴する場合は、40℃くらいのぬるま湯で約20分を目安にする。

▶ 心身の安静と適度な運動
- 睡眠が十分とれるように硬いベッドを選択し、良肢位を保持できるように工夫する。
- 炎症の強いときは、翌日に疲労感や関節痛が残らない程度の運動量にとどめる。
- 安静に伴う体動制限から生じる日常生活を援助する。

▶ 食事の援助
- 栄養価の高いビタミン、ミネラル、タンパク質のバランスのとれた食物を十分とる。

 COLUMN ステロイドと副作用

ステロイドには、抗炎症・免疫抑制・ホルモン作用があり、その作用が過剰に発現し副作用として出現することがある。抗炎症・免疫抑制作用による易感染性状態、代謝作用などによる二次性糖尿病、ムーンフェイス、高血圧、浮腫、骨粗鬆症、抑うつ、不安、不眠、多幸などがある。

抗核抗体 [ANA]

Anti-nuclear antibody

検体材料 血清

陽性
- ◉全身性エリテマトーデス(SLE)
- ◉シェーグレン症候群
- ◉全身性強皮症
- ◉混合性結合組織病(MCTD*1)
- ◉多発性筋炎、皮膚筋炎など

基準値：陰性 (40倍未満 [IFA法])

何をみる？

- ●抗核抗体(ANA)は、自己免疫疾患において認められる代表的な血中自己抗体である。

どんなとき検査する？

- ●膠原病を疑ったときに検査する。膠原病のなかでも特に全身性エリテマトーデス(SLE)を疑ったときに行う。
- ●肝疾患、甲状腺疾患を有する患者では偽陽性となるため、注意が必要。

■ ANA が高値を示す疾患とその確率

全身性エリテマトーデス(SLE)	99%陽性
シェーグレン症候群(SjS*2)	70%陽性
多発性筋炎/皮膚筋炎(PM*3/DM*4)	70%陽性
全身性強皮症	95%陽性

膠原病、特に全身性エリテマトーデス(SLE)を疑ったとき
に検査する

 POINT （膠原病を疑う場合）

▷▷ 観察のポイント

全身症状	発熱の程度・熱型とその誘因 全身倦怠感、易疲労感、体重減少 食欲不振・悪心
関節・筋症状	関節痛・筋肉痛の有無と程度・部位
皮膚症状	皮膚変化の部位と持続状況 蝶形紅斑、円盤状紅斑、レイノー現象 光過敏症
腎障害の有無	尿量・尿回数、タンパク尿の有無、浮腫

memo

＊1 MCTD：MIxed connective tissue disease　＊2 SjS：Sjögren's syndrome
＊3 PM：Polymyositis　＊4 DM：Dermatomyosis

抗ミトコンドリア抗体 [AMA]

Anti-mitochondrial antibody

検体材料 > 血清

40倍以上 強陽性

●原発性胆汁性胆管炎(旧称：原発性胆汁性肝硬変)

陽性 弱陽性

●原発性胆汁性胆管炎、自己免疫性肝炎、慢性活動性肝炎、薬剤性肝炎、梅毒、膠原病

基準値：陰性 (10倍未満 [間接蛍光抗体法])

何をみる？

●抗ミトコンドリア抗体は、原発性胆汁性胆管炎(PBC)で高頻度に陽性となる自己抗体である。

●原発性胆汁性胆管炎は、2016年以前には原発性胆汁性肝硬変と呼ばれていた。しかし、現在ではほとんどの患者が肝硬変の状態ではないことから病名が変更された。

どんなとき検査する？

●肝機能障害、特に原因不明の胆道系酵素(ALP、γ-GTP)の上昇が優位となる肝機能障害で、原発性胆汁性胆管炎を疑い検査する。

肝機能障害、特に原因不明の胆道系酵素（ALP、γ-GTP）
の上昇が優位となる肝機能障害で検査する

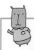

POINT （PBC の場合）

▷▷ 観察のポイント

黄疸の部位と程度	眼球結膜、口腔粘膜、前胸部、顔面など
全身症状	全身瘙痒感、食欲不振、悪心・嘔吐、腹部膨満感、発熱

▷▷ ケアのポイント

▶症状の予防と対策
- 瘙痒感による不快感への対策（瘙痒感は、温度の上昇や乾燥によって増強しやすいため室温・湿度の調整をする。清拭後、止痒薬などを塗布する）
- 皮膚・粘膜の保護と二次感染予防対策（衣類の摩擦等による皮膚損傷を防ぐために、清潔でやわらかい素材を選択する。清拭・シャワー浴により清潔を保つ。爪を短く切り、掻き傷など皮膚に損傷が生じないように注意する。やわらかい歯ブラシを使用する）
- 食事の援助（高カロリー、高ビタミン食にする。腹水などがある場合には、水分・塩分の制限を行う）
- 便通調整への対策（便秘を予防する食品の選択、腹部マッサージを施行する）

▶精神的援助
- 肝生検や内視鏡による食道静脈瘤に対する判定と治療が実施されることがあるため、検査や治療に対する説明を十分に行い、不安の軽減に努める。

CRP［C反応性タンパク］

C-reactive protein

検体材料▶ 血清

高
● 細菌・ウイルス感染症
● 関節リウマチ
● リウマチ熱
● 悪性腫瘍、悪性リンパ腫
● 急性心筋梗塞
● 手術後
● 熱傷、外傷など

基準値：**0.30mg/dL未満**

何をみる?

● CRP（C反応性タンパク）は急性期反応性タンパクの代表的な成分で、炎症時に顕著な増加を認める。一般臨床で炎症のマーカーとして広く普及している。近年は高感度CRPといって軽微な炎症状態（low grade inflammation）を測定することで動脈硬化のリスクがわかるといった研究も広く認められるようになった。

● 従来は0.40mg/dL以下を正常値とし、それ以上の場合を異常値としていたが、近年は健康者の平均値が0.02mg/dL程度であり、9割で0.05mg/dL未満であるといわれているため、0.10もしくは0.20mg/dLを基準値上限として採用している施設も多い。本書では0.30mg/dLを基準値とする。

炎症時に著明な増加を認めるため、感染症をはじめとした炎症反応の惹起を疑う場合に検査する

どんなとき検査する?

- 感染症をはじめとした炎症反応の惹起を疑う場合に検査を行う。また、膠原病の病勢判断に用いることも多く、治療効果判定に用いる。
- 上昇している患者の多くは感染症を合併していることが多い。入院患者での急激な CRP 上昇はどこかに感染が隠れていないかを観察することがポイントである。特に CRP が 10mg/dL を超えると、敗血症をはじめとした重症感染を示唆するとした報告もある。

注意点

- CRP の上昇とともに発熱を認める場合が多い。発熱の推移や、呼吸数をはじめとしたバイタルサインの変化を経時的に観察することが必要である。

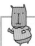

POINT

▷▷ 観察のポイント

- 炎症に伴う症状(発熱、腫脹、発赤、疼痛などとその部位)
- バイタルサイン
- 疾患の有無と程度
- 使用薬物の有無と効果
- 栄養状態および食事摂取状況
- 関連する検査データの把握(白血球、血液像、赤血球沈降速度)

免疫グロブリン [IgG、IgA、IgM、IgD、IgE]

Immunoglobulin

検体材料〉血清

基準値	IgG：800〜1,600mg/dL IgA：140〜400mg/dL IgM：男性：31〜200mg/dL 　　　女性：52〜270mg/dL IgD：2〜12mg/dL IgE：250IU/mL (RIST) 　　　0.34PRU/mL (RAST)

IgG	高値	慢性肝炎、肝硬変、自己免疫疾患、悪性腫瘍、炎症性疾患、本態性Mタンパク血症(IgG型)、IgG型多発性骨髄腫など
	低値	原発性免疫不全症候群、無γ-グロブリン血症、ネフローゼ症候群、IgG型以外の多発性骨髄腫など
IgA	高値	慢性肝炎、肝硬変、自己免疫疾患、悪性腫瘍、本態性Mタンパク血症(IgA型)、IgA型多発性骨髄腫など
	低値	原発性免疫不全症候群、無γ-グロブリン血症、IgA欠乏症・欠損症、ネフローゼ症候群、IgA型以外の多発性骨髄腫など
IgM	高値	急性肝炎、感染症、炎症性疾患、自己免疫疾患、本態性Mタンパク血症(IgM型)、原発性マクログロブリン血症など
	低値	原発性免疫不全症候群、無γ-グロブリン血症、IgM欠損症など
IgD	高値	IgD型多発性骨髄腫、ハンセン病、結核など
	低値	無γ-グロブリン血症、IgD型以外の多発性骨髄腫など

多クローン性高γ-グロブリン血症、単一クローン性γ-グロブリン血症、低免疫グロブリン血症などの疾患を疑った場合に検査する

IgE	高値	気管支喘息、アレルギー性鼻炎、アレルギー性結膜炎、肝障害(急性・慢性肝炎、肝硬変)、寄生虫疾患、IgE型多発性骨髄腫
	低値	IgE型以外の多発性骨髄腫、原発性免疫不全症候群、サルコイドーシスなど

何をみる?

● 免疫グロブリンはリンパ・形質細胞により生合成される抗体活性を有する糖タンパク質である。体液性免疫機能を有し、異物抗原の除去にはたらく。

どんなとき検査する?

● 増加するものとして、多クローン性高γ-グロブリン血症(肝疾患、結核をはじめとした慢性感染症、悪性腫瘍、膠原病など)と、単一クローン性γ-グロブリン血症(多発性骨髄腫、原発性マクログロブリン血症、悪性リンパ腫など)がある。減少するものとしては、低免疫グロブリン血症(無および低γ-グロブリン血症、異γ-グロブリン血症)がある。これらの疾患を疑った際に検査を行う。

β_2-ミクログロブリン ［β_2-MG］

β_2-Microglobulin

検体材料 血清

- ●血液悪性腫瘍（多発性骨髄腫、悪性リンパ腫など）
- ●血球貪食症候群
- ●炎症性疾患
- ●感染症
- ●腎機能障害

基準値：1.0～1.9mg/L（RIA法）

何をみる？

- ●β_2-ミクログロブリンは多くの細胞、特にリンパ球や単球などの免疫担当細胞に多く存在する低分子タンパクである。
- ●悪性腫瘍（特に多発性骨髄腫や悪性リンパ腫）、血球貪食症候群や炎症状態で産生が増加する。
- ●腎臓の糸球体で濾過され、そのほとんどが尿細管で再吸収されて分解される。このため、腎機能障害では血清β_2-ミクログロブリンは増加する。
- ●糸球体で濾過されたβ_2-ミクログロブリンが尿中に出現するのは、①尿細管での再吸収の障害（尿細管機能障害）、または②産生量、血中の増加（尿中へあふれ出る）である。
- ●透析アミロイドーシスの原因物質であり、透析患者では透析により除去され、低値に保たれていることを確認する。

多発性骨髄腫の病期分類や、尿細管機能障害(間質性腎炎
など)を疑い、尿中β2-ミクログロブミンを測定するとき
に検査する

どんなとき検査する?

● 多発性骨髄腫の病期分類に使用する。
● 尿細管機能障害(間質性腎炎など)を疑い、尿中β2-ミクログロ
ブミンを測定するとき。
● 透析患者では定期的に評価する。

POINT

▷▷ 観察のポイント

排尿状態	尿回数、尿量、尿の性状
全身症状	バイタルサイン、皮膚の状態、浮腫、体重の増加、食事・水分摂取量、食欲不振、疲労感、脱力感、悪心・嘔吐の有無

memo

寒冷凝集反応

Cold agglutination

検体材料 > 血清

陽性

● マイコプラズマ肺炎など非定型肺炎
● 後天性溶血性貧血
● 肝硬変
● 多発性骨髄腫
● サイトメガロウイルス感染症
● 伝染性単核球症
● リステリア症など

基準値：陰性（32～64倍以下）

何をみる?

● 赤血球凝集素は抗赤血球抗体の一種で、赤血球を凝集するはたらきをもっており、至適温度の差から冷式と温式に分かれる。この冷式抗体を寒冷凝集素といい、4～10℃で最もよく凝集する。
● 一部の感染症でも寒冷凝集素が増加することが知られている。マイコプラズマ、クラミジアなどの非定型肺炎で増加する。

どんなとき検査する?

● 非定型肺炎を疑う場合に検査する。非定型肺炎であれば比較的症状の強い乾性咳嗽を呈することが多い。通常の抗菌薬に不応性の肺炎時にも非定型肺炎を疑い測定する。

主に非定型肺炎を疑う場合に検査する

注意点

● 非定型肺炎の際にはマスクをはじめとした予防策が必要となる。

● 採血の際にはあらかじめ36℃まで温めた採血器具と試験管類を用意し、ただちに血清分離を行う。室温放置または冷蔵保存した場合は体温に戻してから血清分離を行わなければ、血清検体中の凝集素が著しく低下する。

POINT （非定型肺炎を疑う場合）

▷▷ 観察のポイント

▶ 咳嗽および痰喀出の有無と程度

▶ 呼吸状態

▶ 随伴症状の有無と程度
● 胸痛、体温、頭痛、全身倦怠感

▶ 感染源の確認
● マイコプラズマ肺炎を疑う場合(感染者との濃厚接触歴の有無)
● クラミジア肺炎を疑う場合(ペットの飼育歴、鳥との接触歴など)

直接・間接クームス試験

Direct/indirect Coombs test

検体材料 > 血液

直接クームス試験
- 自己免疫性溶血性貧血
- 新生児溶血性疾患
- 免疫性汎血球減少症
- 続発性溶血性貧血(全身性エリテマトーデス [SLE]、シェーグレン症候群など)
- 不適合輸血直後

間接クームス試験
- 自己免疫性溶血性貧血
- 新生児溶血性疾患
- 不適合輸血直後
- 寒冷凝集素症

陽性

基準値：陰性 (−)

何をみる?

- 赤血球表面に結合し得る抗赤血球抗体を調べる試験である。
- 赤血球と反応する抗体は、①同種赤血球抗体(異なるヒト個体の赤血球と反応)と、②自己赤血球抗体(自己の赤血球と反応)とに分かれる。この抗体を検出する試験がクームス試験で、直接と間接の2つに大別される。
- 同種赤血球抗体は異なるヒト個体の赤血球と反応する抗体で

赤血球表面に結合し得る抗赤血球抗体を調べる試験で、溶血が疑われる場合に最初に行う

あり、臨床的には「血液型不適合輸血の副作用」「母子間血液型不適合」の際にかかわる。自己抗体は「自己免疫性溶血性貧血」にかかわる。

どんなとき検査する?

● 溶血が疑われる場合に最初に行う。

POINT

▷▷ 観察のポイント

貧血症状の程度と関連症状	貧血症状の程度(顔色、眼瞼、口腔粘膜、爪甲色)
	関連症状(倦怠感、眠気、めまい、耳鳴、食欲不振、動悸、息切れ)
黄疸の有無と程度	皮膚や眼球の黄染、瘙痒感の有無
腹部症状	胆石による腰背部痛の有無と程度、肝、脾腫による圧迫感など
全身症状	悪寒・発熱の有無

memo

CH$_{50}$ [血清補体価]

50% Hemolytic unit of complement

検体材料 > 血清

高

● 非特異的な炎症

基準値	CH$_{50}$：30U/mL以下 (低値)
	45U/mL以上 (高値)
	C3：86mg/dL以下 (低値)
	C4：14mg/dL未満 (低値)

● 補体消費の亢進 (全身性エリテマトーデス〈SLE〉、
悪性リウマチ、クリオグロブリン血症、膜性増
殖性糸球体腎炎など)、生合成低下 (肝硬変など)

低

何をみる?

● 補体は、血清中に含まれる約30種におよぶタンパクで構成
される自然免疫のシステムである。
● 日常で測定できる補体は、補体価(CH$_{50}$)、C3、C4である。
CH$_{50}$は補体すべてを含むスクリーニング検査であり、補体
価が低値を示す場合は、補体成分子の欠損か、補体消費の亢
進、生合成の低下を考える。さらなる鑑別にC3、C4の値
が重要となる。
● 3つのどの補体経路が活性化されるかによって、C3、C4
の減少の程度が異なる。

全身性エリテマトーデス(SLE)を中心とした低補体血症に関連する病態の評価に有用である

どんなとき検査する?

● 補体上昇は非特異的炎症で起こるため、日常臨床で最も検査されるのは、全身性エリテマトーデス(SLE)を疑うときである。

注意点

● 採取された血液はできるだけ早く血清分離し、すぐに測定するのでなければ冷凍保存(−70℃以下)する。
● 肝疾患やクリオグロブリン陽性の患者血清では、試験管内での補体活性化による見かけ上の低下を示すことがある。この場合、EDTA採血による血漿は正常補体価を示す。

POINT

▷▷ 観察のポイント (CH₅₀低下の場合)

全身症状	発熱の程度・熱型、全身倦怠感・易疲労感・体重減少、食欲不振・悪心
関節・筋症状	関節痛・筋肉痛の有無と程度・部位
皮膚症状	皮膚変化の部位と持続状況、蝶形紅斑・円板状紅斑・レイノー現象
腎障害の有無	尿量・尿回数・タンパク尿の有無・浮腫

成長ホルモン [GH]

Growth hormone

検体材料 血清

高	●先端巨大症
	●巨人症
	●神経性食思不振症
	●低栄養
	●異所性 GH 産生腫瘍
	●慢性腎不全

基準値 成人男性：0.17ng/mL以下
成人女性：0.28~1.64ng/mL

	●下垂体前葉機能低下症
	●GH分泌不全性低身長症
	●GH単独欠損症
	●性腺機能低下症
	●肥満
低	●糖尿病

何をみる?

● 成長ホルモン（GH）は、脳下垂体前葉から分泌される成長促進ホルモンである。

● 重要な生理作用として、脂肪分解作用、タンパク質合成、軟骨発育の促進がある。

成長ホルモン分泌不全性低身長症、先端巨大症の診断や、視床下部・下垂体機能の指標の1つとして検査する

どんなとき検査する?

● GH 分泌不全性低身長症や先端巨大症の診断・治療に不可欠である。また、視床下部・下垂体疾患では、分泌が阻害されるため、視床下部・下垂体機能の指標の1つとして検査する。

注意点

● GH はストレス、運動、タンパク食、睡眠、長時間の絶食により高値を示すため、早朝空腹時 30 分以上安静後に採血することが望ましい。

 POINT

▷▷ 観察のポイント

● 巨人症、先端巨大症では、心肥大、ナトリウム(Na)貯留作用による高血圧、抗インスリン作用による耐糖障害(糖尿病)が伴いやすい。

● 身長、体重、体型、生育歴、家族歴などを確認する。

● GH 過剰症状が疑われるときは、高身長、舌、鼻、手足の肥大や血圧、視力障害などの症状の有無を観察する。また、「最近指輪がはまらなくなった」「靴がきつくなった」などはカギとなる問診事項である。

● GH 不足症状が疑われるときは、低身長、永久歯萌出遅延、体脂肪増加などの症状の有無を観察する。

ACTH［副腎皮質刺激ホルモン］

Adrenocorticotropic hormone   検体材料 > 血漿

- ●アジソン病
- ●クッシング病
- ●異所性ACTH・CRH 産生腫瘍
- ●先天性副腎皮質過形成
- ●ネルソン症候群（両側副腎摘出後の ACTH 過剰分泌）

基準値：7.2〜63.3pg/mL（ECLIA法、早朝安静時）

- ●副腎腺腫・がんによるクッシング病
- ●下垂体前葉機能低下症
- ● ACTH単独欠損症
- ●ステロイドホルモン

何をみる？

- ●ACTH（副腎皮質刺激ホルモン）は脳下垂体前葉から分泌され、副腎皮質に作用し、ステロイド合成を促している。日内変動があり、一般に朝高く、夜に低くなる。

どんなとき検査する？

- ●副腎皮質ホルモンの異常をきたす疾患の病歴、症状、所見があるときに、原因となる病態・疾患を想定して検査する。

副腎皮質ホルモンの異常をきたす疾患の病歴、症状、所見があるときに検査する

注意点

● ACTH 自体が脈動的に分泌されるため血中値はかなり変動する。1回測定では結果判定は難しい。検体採取時の原則としては、早朝空腹時に 30 分以上臥床した後に採血と測定を行う。

 POINT

▷▷ 観察のポイント

● 顔や頸部、全身の浮腫や脂肪沈着、筋力の低下、脱力感、倦怠感、悪心や下痢、食欲不振など、疾患の症状の有無を観察する。

● ステロイドなどを使用した治療の有無と経過、期間を把握しておく。

● ストレスにより検査値が上昇することがあるため、検査方法や病状について十分に説明し、落ち着いた雰囲気で検査が受けられるように配慮する。

memo

TSH［甲状腺刺激ホルモン］

Thyroid stimulating hormone   検体材料 血清

- ●原発性甲状腺機能低下症（粘液水腫、クレチン病）
- ●慢性甲状腺炎（橋本病）
- ●甲状腺亜全摘後
- ●下垂体 TSH 産生腫瘍
- ●薬物（リチウム、ヨード、アミオダロン塩酸塩など）

基準値：**0.4～4.0μIU/mL (ECLIA)**

- ●甲状腺機能亢進症（バセドウ病、プランマー病）
- ●亜急性甲状腺炎
- ●無痛性甲状腺炎
- ●下垂体機能低下症（下垂体炎、シーハン症候群）

何をみる？

- ●TSH（甲状腺刺激ホルモン）は、TRH[*1]（甲状腺刺激ホルモン放出ホルモン）によって脳下垂体から分泌されるホルモンで、甲状腺ホルモン（T_3、T_4）の分泌を刺激する。

どんなとき検査する？

- ●甲状腺刺激ホルモン、甲状腺、下垂体の異常をきたす疾患の病歴、症状、所見があるときに、原因となる病態・疾患を想定して検査する。

甲状腺、下垂体の異常をきたす疾患の病歴、症状、所見が
あるときに検査する

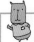 POINT

▷▷ 観察のポイント

甲状腺機能亢進の場合	●食欲亢進、体重減少、眼球突出、動悸、頻脈、息切れ、発汗、微熱、下痢、手足のふるえ、脱力感、焦燥感、易疲労、不眠
甲状腺機能低下の場合	●低体温、浮腫、便秘、無気力、無表情、全身倦怠感、脱毛、皮膚乾燥、舌肥大、記憶力低下、嗄声、動作緩慢

▷▷ ケアのポイント

▶甲状腺機能亢進の場合

- ●心身の安静(悩みなどを訴えやすい環境調整、涼しい病室・環境づくり、身体の清潔の維持)
- ●食事の援助(高エネルギー・高タンパク・高ビタミン食、十分な水分補給を行い、利尿作用のある飲料は避ける)
- ●薬物療法への援助(長期間継続服用をにらんだ、服用に際しての指導・説明の徹底、副作用の観察)

▶甲状腺機能低下の場合

- ●ADL[*2]低下に伴う日常生活援助(可能な範囲で患者自身が身のまわりのことは行えるような援助、頻回の訪室・行動や動作の観察による事故防止)
- ●皮膚の保護、保湿(皮膚保護用の沐浴剤の使用、衣服や寝具による保温、日当りへの配慮、上気道感染の予防)

＊1 TRH：Thyrotropin-releasing hormone ＊2 ADL：Activities of daily living

FT₃［遊離トリヨードサイロニン］/ FT₄［遊離サイロキシン］

Free triiodothyronine/Free thyroxine 検体材料 血清

高
- ●甲状腺機能亢進症(バセドウ病、プランマー病)
- ●亜急性甲状腺炎、無痛性甲状腺炎
- ●下垂体TSH産生腫瘍

| 基準値 | FT₃：2.1〜4.1pg/mL
FT₄：1.0〜1.7ng/dL |

- ●下垂体機能低下症(下垂体炎、シーハン症候群など)
- ●原発性甲状腺機能低下症(クレチン病)
- ●慢性甲状腺炎(橋本病)
- ●甲状腺亜全摘出後
低

何をみる?

- ●甲状腺ホルモン(T₃、T₄)のほとんどは、血中では主にTBG(サイロキシン結合グロブリン)に結合しているが(結合型)、ごくわずかに遊離型が存在する。それをそれぞれFT₃(遊離トリヨードサイロニン)、FT₄(遊離サイロキシン)と呼ぶ。

どんなとき検査する?

- ●甲状腺の異常をきたす疾患の病歴・症状・所見があるときに、原因となる病態・疾患を想定して検査する。

甲状腺の異常をきたす疾患の病歴・症状・所見があるとき
に、原因となる病態・疾患を想定して検査する

他の検査との関連

● FT₃、FT₄ といった甲状腺ホルモンは、TSH(甲状腺刺激ホルモン)と非常に強い関係をもっており、ほとんどの場合TSH も測定を行う。

■甲状腺機能と甲状腺ホルモンとの関係

	TSH	FT₃	FT₄
甲状腺機能亢進	↓	↑	↑
甲状腺機能低下	↑	↓	↓

● 甲状腺ホルモンの異常値があれば、ほとんどの場合に頸部エコー検査が行われる。腫瘍関連の場合にはサイログロブリンやカルシトニンといった腫瘍マーカーも採取される場合もある。

● 甲状腺機能亢進をきたした場合、甲状腺炎とバセドウ病の鑑別が困難なことが多く、下表のように鑑別を行う。

■甲状腺機能亢進の場合の鑑別

	バセドウ病	無痛性甲状腺炎	亜急性甲状腺炎
甲状腺腫大	あり	あり	あり
抗TSH受容体抗体	陽性(90%)	陰性	陰性
抗TPO※抗体	陽性(90%)	陽性(50%)	陰性
抗Tg※抗体	陽性(50%)	陽性(50%)	陰性
放射性ヨード摂取率	高値	低値	低値

※TPO：甲状腺ペルオキシダーゼ、Tg：サイログロブリン

HCG ［ヒト絨毛性ゴナドトロピン］

Human chorionic gonadotropin

検体材料 血清、尿

- ●絨毛性疾患（絨毛がん、胞状奇胎）
- ●異所性 HCG 産生腫瘍（卵巣がん、睾丸腫瘍、胃がん、膵がんなど）
- ●妊娠

	妊娠週数	血清(mIU/mL)	尿(mIU/mL)
	男性、非妊婦	1.0以下	2.5以下
基準値	妊娠6週以下	4,700 ～ 87,200	1,100 ～ 62,600
	妊娠7～10週	6,700 ～ 202,000	1,800 ～ 191,000
	妊娠11 ～ 20週	13,800 ～ 68,300	3,100 ～ 125,000
	妊娠21～40週	4,700 ～ 65,300	1,400 ～ 29,400

- ●切迫流産
- ●胎児死亡
- ●子宮外妊娠

何をみる？

●HCG（ヒト絨毛性ゴナドトロピン）は、妊娠時に絨毛組織から分泌される性腺刺激ホルモンである。尿中に出現するため、妊娠の判定などに利用されることが多い。

どんなとき検査する？

●妊娠の診断、経過観察、異常妊娠の診断に用いられる。また

妊娠時に絨毛組織から分泌される性腺刺激ホルモンで、尿中に出現するため妊娠の判定などに利用される

同時に精巣腫瘍、絨毛性疾患(胞状奇胎、侵入奇胎、絨毛がん)、および性腺外胚細胞腫に対する腫瘍マーカーとしても測定される。

他の検査との関連

● 尿中HCG測定による妊娠の診断は広く普及しているが、尿中HCGによる簡易検査が陽性になった後に、エコーにて胎嚢を確かめることで正常妊娠が確定する。胎嚢が確認できるHCGのレベルになってなお胎嚢を子宮内に確認できない場合には、子宮外妊娠の可能性が考えられる。具体的には、血中HCGが2,000mIU/mL以上でありながら子宮内に胎嚢を認めない場合には、子宮外妊娠を疑う根拠となる[1]。

● 胞状奇胎ではHCGが過剰に産生され、尿中HCGが50万mIU/mLであれば胞状奇胎の可能性が高く、100万mIU/mLを超えるとほぼ確実とされる。

POINT

▷▷ 観察のポイント

● 妊娠の有無、妊娠回数、妊娠悪阻
● 不正性器出血の有無
● 腹痛の有無

1) 松尾博哉:hCGによるモニタリングの実際. 産科と婦人科 2009;21(3);267-270.

エストロゲン［エストラジオール：E_2、エストリオール：E_3］/ プロゲステロン（P_4）

Estrogen, E_2: Estradiol, E_3: Estriol/Progesterone ｜検体材料｜ 血清

高

エストラジオール（E_2）
- 卵巣腫瘍、卵巣過剰刺激症候群、先天性副腎皮質過形成、多胎妊娠、副腎腫瘍

エストリオール（E_3）
- 多胎妊娠

プロゲステロン（P_4）
- 先天性副腎皮質過形成、副腎腫瘍、精巣（睾丸）腫瘍

基準値

	E_2	E_3	P_4
卵胞期	10 ～ 150	0 ～ 20	0.5 ～ 1.5
排卵期	50 ～ 380	5 ～ 40	1.5 ～ 6.8
黄体期	30 ～ 300	5 ～ 40	5.0 ～ 28.0
更年期	10 ～ 50	0 ～ 20	0.3 ～ 0.4

＊単位（E_2、E_3：pg/mL、P_4：ng/mL）

エストラジオール（E_2）
- （原発性／続発性）卵巣機能低下症、胎盤機能不全

エストリオール（E_3）
- 胎盤機能低下、重症妊娠中毒症、子宮内胎児発育遅延

プロゲステロン（P_4）
- 卵巣機能低下症、黄体機能不全、排卵異常、胎盤機能低下

低

卵巣機能や胎盤機能の評価が必要なときや、排卵異常が疑われる場合などに検査する

何をみる?

● エストラジオール(E_2)、エストリオール(E_3)は主要なエストロゲンである。非妊娠女性では性周期に合わせた増減があり、エストロゲンの増加により LH サージ、排卵を誘導する。妊婦では妊娠週数に応じて著増し妊娠維持にはたらく。

● E_2 はエストロゲン作用が最も強く、主として卵巣、胎盤で産生される。思春期、不妊症、更年期、閉経婦人の卵巣機能評価として重要な意味をもつ。E_3 は E_2 同様に卵巣、胎盤で産生されるが、胎児を介した合成があり、特に妊娠後期の胎児・胎盤機能の評価として重要な意味をもつ。

● プロゲステロン(P_4)は黄体ホルモンである。非妊娠女性では性周期に合わせた増減があり、排卵後に黄体から分泌される。黄体期の形成と子宮内膜の成熟による着床と妊娠の維持にはたらく。

どんなとき検査する?

● E_2 は主に原発性、続発性の卵巣機能異常、例えば思春期早発症や遅発症、無月経や月経不順、排卵異常、更年期障害などが疑われる場合に検査する。男性では女性化乳房などで検査することがある。

● E_3 は主に妊娠後期の胎児・胎盤機能の評価として、血中濃度や 24 時間尿中排泄量を検査する。

● P_4 は排卵異常が疑われる場合、不妊症や早期流産などで黄体機能不全が疑われる場合に検査する。

コルチゾール

Cortisol

検体材料 血清、血漿

● クッシング病
● 異所性ACTH/CRH産生腫瘍

基準値：**2.7〜15.5μg/dL (RIA法)**

● アジソン病
● 先天性副腎皮質過形成
● ネルソン病
● 下垂体機能低下症
● ステロイドホルモン投与
● ACTH 単独欠損症

何をみる？

- コルチゾールは副腎皮質で産生されるホルモンで、最も代表的な糖質コルチコイドである。糖新生促進、タンパク異化、脂肪分解、電解質や骨代謝、免疫機構など、さまざまな機能を有しており、生命維持に欠かせない。
- 早朝起床時に亢進、夕方から低下する日内変動を示し、ストレス時に上昇するためストレスホルモンとも呼ばれる。

どんなとき検査する？

- 副腎の異常をきたす疾患の病歴、症状、所見があるときに、原因となる病態、疾患を想定して検査する。

副腎の異常をきたす疾患の病歴、症状、所見があるときに
検査する

注意点

- コルチゾールは ACTH(副腎皮質刺激ホルモン)の分泌調節と一致し、日内変動もあるので採血する時刻を一定にし、安静にして採血する。日内変動が消失するようなクッシング病などでは、夜間の血中コルチゾール測定が有用なことがある。
- コルチゾール自身はステロイドホルモンであり、血清中でも血漿中でも比較的安定であり、短期間であれば常温放置も可能であるが、ACTH と同時測定することが多く、ACTH の保存条件を考慮する必要がある。
- 検体は血清で凍結保存可能であり、検体量 0.5mL 以上必要である。

 POINT（クッシング症候群の場合）

▷▷ ケアのポイント

日常生活の援助	●筋力低下や体型の変化が原因で転倒しやすいので、歩きやすい履物、寝衣の選択をする。廊下やベッド周囲の危険物の除去などを行う。
栄養の補給	●塩分制限、高カリウム食、高タンパク食を基本とする。
感染予防	●手洗いや含嗽の励行、清拭、入浴などにより清潔を保ち、日常生活の衛生指導を徹底する。 ●爪切りをし、掻き傷をつくらない。打撲などによる皮膚損傷を防ぐ。

血漿レニン活性/アルドステロン

Plasma renin activity/aldosterone

検体材料 ▶ 血漿

血漿レニン活性、アルドステロンともに高値
- 腎血管性高血圧、レニン産生腫瘍、バーター症候群、褐色細胞腫など

血漿レニン活性のみ高値
- アジソン病、ナトリウム喪失型21-ヒドロキシラーゼ欠損症など

アルドステロンのみ高値
- 原発性アルドステロン症など

基準値

> **血漿レニン活性：0.5〜2.0ng/mL/時**
> **アルドステロン：36〜240pg/mL（随時）**
> **30〜159pg/mL（臥位）**
> **39〜307pg/mL（立位）**

血漿レニン活性、アルドステロンともに低値
- 塩分過剰摂取
- 低レニン性低アルドステロン症
- 11βまたは17α-ヒドロキシラーゼ欠損症など

何をみる？

- レニンは腎から分泌されるタンパク分解酵素で、レニン基質に作用してアンジオテンシンⅠを生成し、さらにアンジオテンシンⅠ転換酵素（ACE）によって、アンジオテンシンⅡが

つくられる。アンジオテンシンⅡが、昇圧作用やアルドステロンの分泌促進の作用をもつ。

●アルドステロンは副腎皮質から分泌される電解質ホルモン（ミネラルコルチコイド）で、主に腎の遠位尿細管に作用し、ナトリウム(Na)を再吸収してカリウム(K)を排出させ、電解質のバランス維持などの役割を担っている。

どんなとき検査する？

●レニンやアルドステロンは血液量、電解質、血圧のバランスを保つうえで重要な役割を果たしており、高血圧、Na・K代謝異常の診断、代謝性アシドーシス・アルカローシスをみたときに検査を行う。特に高血圧患者に低カリウム血症を合併した場合には、アルドステロン分泌亢進を疑う。

注意点

●体位や時間帯によって容易に変化するホルモンであるため、30分以上安静臥床した後に採血を行う。

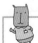

POINT

≫ 観察のポイント

● 尿量、尿回数
● 嘔吐や下痢の有無、脱水症状の有無
● 血圧降下薬などの服用

C-ペプチド

Connecting peptide immunoreactivity

検体材料 ▶ 血清、尿

- ●インスリノーマ
- ●インスリン自己免疫症候群
- ●クッシング症候群
- ●先端巨大症
- ●ステロイドの投与など

基準値	0.8〜2.5ng/mL（血清） 22.8〜155.2μg/日（蓄尿）

- ●1型糖尿病
- ●下垂体機能低下症
- ●膵疾患（膵炎、膵石症、膵がん）
- ●飢餓など

何をみる？

- ●C-ペプチドは、インスリンの生合成過程の副産物で、プロインスリンの分解によってインスリン分子と1：1で分泌動態が平衡することから、C-ペプチドを測定することでインスリンの分泌状態も知ることができる。

どんなとき検査する？

- ●糖尿病をきたす疾患の病歴、症状、所見があるときに、原因となる病態・疾患を想定して検査する。

糖尿病の所見があり、インスリンの分泌状態を知るときに検査する

- ●インスリンと同様に、血糖値との同時測定で判断する。
- ●C-ペプチドの特徴は、インスリン治療の既往のある患者での自己インスリン分泌評価に有用なことである。

注意点

- ●C-ペプチドは、食事やストレスによる影響が大きい。
- ●空腹時における基礎レベルは一定になるとされているが、食後2時間値のほうが多用されている。
- ●採血結果の判断はどのような条件での値であるかを認識し、評価する必要がある。
- ●検体は血清で凍結保存可能であり、検体量0.5mL以上必要である。空腹時採血である。
- ●尿の場合は24時間蓄尿で、冷蔵保存しながら行うか、あらかじめ専用保存剤を入れて行う。検体量は1mL以上必要であり、1日蓄尿量を明記する。

 POINT

▷▷ 観察のポイント

- ●糖尿病の発症を疑う場合は、喉の渇きや手足のしびれ、体重減少の有無を観察し、ステロイド、経口避妊薬などを使用していないか確認する。

インスリン

Insulin

検体材料 血清

高

- ●インスリノーマ
- ●インスリン自己免疫症候群
- ●肥満
- ●肝疾患(肝硬変、脂肪肝)
- ●先端巨大症
- ●クッシング症候群など

基準値:5〜15μU/mL (空腹時)

- ●糖尿病
- ●飢餓
- ●副腎不全
- ●膵疾患(膵炎、膵石症、膵がん)
- ●下垂体機能低下症
- ●褐色細胞腫など

低

何をみる?

- ●インスリンは、膵のランゲルハンス島のβ細胞から分泌されるホルモンで、脂肪組織や肝などに作用し、アミノ酸や脂質代謝、さらに糖代謝などにかかわっている。
- ●最も知られた生理作用は血糖の減少で、糖尿病の治療に用いられる。

血糖値との同時測定を行い、インスリン抵抗性などの評価に有用である

どんなとき検査する?

● インスリン分泌の異常をきたす疾患の病歴、症状、所見があるときに、原因となる病態、疾患を想定して検査する。特に血糖値との同時測定を行い、インスリン抵抗性などの評価にも有用である。

注意点

● インスリンは食事やストレスによる影響が大きい。空腹時における基礎レベルは一定になるとされており、早朝空腹時の測定がよいとされる。

● 臨床的にはブドウ糖負荷試験が重要で採血結果の判断はどのような条件での値であるかを認識し、評価する必要がある。

● 採血時は、食事時刻と採血時刻、インスリン製剤使用の既往、抗インスリン抗体の有無を確認する。

● 検体は血清で凍結保存可能であり、検体量 0.55mL 以上必要である。空腹時採血であり、溶血すると低値となることがある。

 POINT（インスリノーマの場合）

▷▷ 観察のポイント

● 空腹感、あくび、悪心、倦怠感など低血糖症状の観察を行う。

BNP [脳性ナトリウム利尿ペプチド]

Brain natriuretic peptide

検体材料 血漿

- ●急性心筋梗塞
- ●急性・慢性心不全
- ●慢性腎不全
- ●本態性高血圧など

基準値：**18.4pg/mL以下**

- ●臨床的意義は少ない

何をみる?

- ●BNP(脳性ナトリウム利尿ペプチド)は、主に心臓の心室から分泌される利尿ホルモンで、血管拡張作用とナトリウム利尿作用がある。
- ●心室筋の伸展および負荷により過剰に分泌され、心不全では左室拡張末期圧の上昇により心室筋が伸展されるため、BNPの合成・分泌が亢進する。

どんなとき検査する?

- ●心不全の診断に用いられ、心不全を疑った際に測定する。
- ●心不全患者の予後推定にも用いられる。
- ●経時的に測定することで、治療効果判定、治療指標としても用いることができる。

郵便はがき

料金受人払郵便

小石川局承認
8069

差出有効期間
2026年4月
20日まで

(このはがきは、
切手をはらずに
ご投函ください)

１１２-８７９０
065

（受取人）
東京都文京区
小石川二丁目三-二三
照林社　書籍編集部行

|||·||·||····||·|··||·|·||·||·||·||·|·||·|·||·||·||·||·|

□□□-□□□□　TEL　　　－　　　－

都道 府県		市区 郡		

（フリガナ）		年齢
お名前		歳

あなたは	1.学生　2.看護師・准看護師　3.看護教員　4.その他（　　　　）

学生の方	1.大学　2.短大　3.専門学校　4.高等学校　5.その他（　　　　） 1.レギュラーコース　2.進学コース　3.准看護師学校

臨床の方　所属の病棟名（　　　　　　　　　　）病棟 1.大学病院 2.国立病院 3.公的病院(日赤、済生会など) 4.民間病院(医療法人など) 5.その他（　　）

その他の所属の方　所属先　1.保健所　2.診療所　3.介護施設　4.その他（　　　）

今後、出版物（雑誌・書籍等）のご案内、企画に関係するアンケート、セミナー等の案
内を希望される方はE-mailアドレスをご記入ください。

E-mail

ご記入いただいた情報は厳重に管理し第三者に提供することはございません。

『とにかく使える　検査値の見かた』
愛読者アンケート
（200579）

★ご愛読ありがとうございました。今後の出版物の参考にさせていただきますので、アンケートにご協力ください。

●現在、看護師になって何年目ですか？
　1.1年目　2.2〜4年目　3.5年目以上

●本書はどのようにして購入されましたか？
　1. 書店で　2. インターネット書店で　3. 学会等の展示販売で
　4. その他（　　　　　　　　　　　　　　　　　　　　　　　　　　）

●本書を何でお知りになりましたか？(いくつでも)
　1. 書店で実物を見て　2. 病院・学校から紹介されて
　3. 友人・知人に紹介されて　4. 書店店員に紹介されて　5. チラシを見て
　6. エキスパートナース・プチナースの広告を見て　7.SNS で
　8. インターネットで調べて　9. その他（　　　　　　　　　　　　　　）

●本書をごらんになったご意見・ご感想をお聞かせください。
　表紙は（よい　悪い）定価は（高い　普通　安い）
　本の大きさは（ちょうどよい　小さすぎる）

●本書で役立った内容を具体的にお教えください。

●本書で足りなかった点、今後追加してほしい内容を具体的にお教えください。

●今後あなたが欲しいと思う本の内容・テーマは何ですか？

心不全を疑った際や、さらに心不全患者の予後推定にも用いられる

注意点

- BNP の測定には EDTA 血漿が用いられるため、指定のスピッツに採血することが必要であり、得られた血漿は測定まで凍結保存することが必要となる。検体量2mL 以上必要である。

- NT-proBNP は血清での測定が可能であり、室温でも保存が可能であり、お互いの違いを認識することが大切である。

- 血漿濃度は、採血時の条件(安静、姿勢、食事、薬物など)や検体処理の状態によって影響を受けやすいので注意をする。

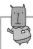

POINT

▷▷ 観察のポイント (慢性心不全の場合)

- 頻脈、動悸、不整脈
- 呼吸苦、咳嗽
- 全身倦怠感、食欲不振、浮腫の有無など

▷▷ ケアのポイント

- 安静保持と、指示された適度な運動を行うよう指導する。
- 乏尿期、利尿期の水分バランス、体重、尿量測定を行う。
- 感染予防の指導をする。
- 処方された薬物の確実な服用を指導する。
- 食事指導(塩分制限)を行う。

i-PTH

Intact-parathyroid hormone

検体材料 血漿

●原発性副甲状腺機能亢進症
●二次性副甲状腺機能亢進症(慢性腎不全)
●骨軟化症
●異所性 PTH 産生腫瘍
●偽性副甲状腺機能低下症

基準値：10〜65pg/mL (ECLIA)

●副甲状腺機能低下症、二次性副甲状腺機能低下症(副甲状腺摘出術後など)
●他の要因による高カルシウム血症(ビタミン D 過剰症など)

何をみる?

●PTH(副甲状腺ホルモン)は副甲状腺より分泌されるペプチドホルモンで、骨や腎に作用して血中カルシウム(Ca)を上昇させ、尿中へリン(P)を排泄させるはたらきがある。
●PTH は分泌後に素早く分解され活性を失う。i-PTH は活性をもつ、完全分子型の PTH を測定している。

どんなとき検査する?

●高カルシウム血症、低カルシウム血症を認めた際に検査する。
●腎機能障害、透析患者で二次性副甲状腺機能亢進症の管理のためにカルシウム、リンとともに測定する。

高カルシウム血症、低カルシウム血症を認めたときに検査する

注意点

- i-PTH は不安定であり、採血後はすみやかに分離して測定または凍結する必要がある。食事やカルシウム製剤により低下するため、早朝空腹時の採血が望ましい。

他の検査との関連

- 高カルシウム血症、低カルシウム血症は、PTH と組み合わせて4群に分類して追加検査を行う。
- ビタミンD過剰症はほぼ薬剤性であり、活性型ビタミンD製剤の内服を確認する。
- 悪性腫瘍が疑われる場合には、骨転移と副甲状腺ホルモン関連ペプチド(PTHrP)を検索する。
- 低カルシウム血症の多くは、腎機能障害による二次性副甲状腺機能亢進症であり、腎機能の評価を行う。

■PTH と高カルシウム血症

PTH上昇＋高カルシウム血症	PTH低下＋高カルシウム血症
原発性副甲状腺機能亢進症、異所性PTH産生腫瘍	ビタミンD過剰症、悪性腫瘍、サルコイドーシス、ミルク・アルカリ症候群、副腎機能低下症

■PTH と低カルシウム血症

PTH上昇＋低カルシウム血症	PTH低下＋低カルシウム血症
二次性副甲状腺機能亢進症(慢性腎不全)、骨軟化症、偽性副甲状腺機能低下症	副甲状腺機能低下症、二次性副甲状腺機能低下症(副甲状腺摘出術後など)、低マグネシウム血症

梅毒血清反応 [STS]

Serological test for syphilis

検体材料 〉 血清

陽性

●梅毒
●生物学的偽陽性（妊娠、結核、リケッチア感染症、全身性エリテマトーデス〈SLE〉など）

基準値：**陰性 (−)**

何をみる？

●梅毒は性行為感染症の1つで、トレポネーマ・パリダムというスピロヘータが原因微生物である。
●梅毒の診断には、非トレポネーマ検査＝ STS 検査（VDRL 法[*1] など）と、トレポネーマ検査＝ TP 抗原検査（TPHA[*2] や FTA-ABS[*3]）がある。
●STS 検査は TP 抗原検査に比べて早期に陽性になるため、早期診断に有効であるが、偽陽性も多いため、TP 抗原検査と組み合わせて用いる。

どんなとき検査する？

●梅毒が疑われる場合に検査するのはもちろん、高リスク患者（HIV 患者、同性愛者の患者など）のスクリーニング、通常入院の際のスクリーニングなどに用いることがある。
●非トレポネーマ試験の代表は VDRL 法であり、スクリーニング一般に用いられる。

梅毒が疑われる場合や、高リスク患者のスクリーニング、通常入院の際のスクリーニングでも行う

他の検査との関連

● STS 検査と TP 抗原検査を組み合わせて梅毒感染の有無を判断する。

■STS 検査、TP 抗原検査の結果の判読

STS	TP	結果の解釈
陰性 (−)	陰性 (−)	梅毒ではないと判断されるが、まれに感染超早期の場合があるため、臨床的に疑いが強い場合は間隔を空けて再検査を検討する必要がある
陽性 (+)	陰性 (−)	生物学的偽陽性と判断されるが、感染早期の場合もあるため、臨床的に疑いが強い場合は、間隔を空けて再検査を検討する必要がある
陽性 (+)	陽性 (+)	梅毒感染と判断される。または、梅毒治療後STSが陰性化するまでの期間と判断される(STS陰性化までは数か月かかる)
陰性 (−)	陽性 (+)	梅毒治療後の抗体保有者と判断される。まれに、TP抗原検査の偽陽性という場合もあり得る

注意点

● バラ疹など患者の皮膚にも感染力がある場合があるため、検体を触れるときだけでなく、患者と接触する際は常に気をつける。

＊1 VDRL：Venereal disease research laboratory
＊2 TPHA：*Treponema Pallidum* hemagglutination
＊3 FTA-ABS：Fluorescent treponemal antibody absorption

A型肝炎ウイルス検査

Hepatitis A virus

検体材料 > 血清

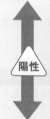

◉ A型肝炎

HA抗体	IgM-HA抗体	判定
陽性 (+)	陽性 (+)	現在、A型肝炎ウイルスに感染中である
陽性 (+)	陰性 (−)	過去に、A型肝炎ウイルスに感染したことがあり、現在は免疫を獲得している

陽性

基準値：**陰性 (−)**

何をみる？

- A型肝炎ウイルス(HAV)の感染の有無を調べる検査である。
- HAVマーカーには、主にHA抗体とIgM-HA抗体の2つがある。

どんなとき検査する？

- A型肝炎は伝染性が強く、飲料水、生ガキ、生野菜などから経口感染し、集団発生することがある。
- HA抗体陰性の若年者に多く、東南アジアなどへの渡航によることが多い。
- 2～6週間程度の潜伏期間を経て症状が出現する。感染後6～8週で検出され、HA抗体は生涯にわたって陽性になることもあり、既感染を示唆する。IgM-HA抗体は感染後1～

2週で陽性になり、急性期感染を示唆する。急性期の際には肝逸脱酵素、ビリルビンの上昇があるため、合わせて診断を行う。

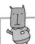

POINT

▷▷ ケアのポイント

▶排泄物の観察
- 黄染が出現する数日前から褐色尿〜黒色尿、灰白色便の有無を確認する。

▶食事
- 低タンパクの食事にする。

▶感染予防
- 肝炎発症後1週間までは、糞便中にA型肝炎ウイルスが多量に排泄されるため、糞便の処理では接触感染予防策を順守する。経口感染するため、医療従事者や面会者も、特に食事前の手洗いは順守する。

▶保健指導
- 一度感染すると免疫が成立し、二度とかかることはない。

memo

B型肝炎ウイルス検査

Hepatitis B virus

検体材料 血清

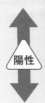

	+（陽性）	現在、B型肝炎ウイルスに感染中である
陽性	HBs抗体	過去にHBVの感染があったことを示す。ワクチン接種によっても陽性となる
	HBe抗体	血中HBV値が下がり、感染力が弱まったことを示す
	HBV-DNA	血中HBV量とHBV増殖の指標となる

基準値	**HBs抗原：陰性（－）** **HBs抗体：陰性（－）** **HBe抗原：陰性（－）** **HBe抗体：陰性（－）** **HBV-DNA：30cpm未満（RA法）**

何をみる？

- B型肝炎ウイルス（HBV）の感染の有無を調べる検査である。
- 検査は大きく、HBs抗原、HBs抗体、HBe抗原、HBe抗体、HBV-DNAの5つがある。
  - ①**HBs抗原**：HBVの表面抗原であって、陽性ならば現在HBVの感染があることを示唆する。HBVキャリア・急性肝炎の早期において偽陰性になり得る。
  - ②**HBs抗体**：HBs抗原に対する抗体。ワクチン接種後、またはHBV感染後しばらくしてから陽性を示す。
  - ③**HBe抗原**：HBVの増殖にともなって可溶性のHBe抗原が血液中に分泌されるので、HBe抗原検査が陽性のとき

血液感染も起こすため、通常の接触感染予防策検体の取り扱いに気をつける必要がある

は HBV が血中に存在する可能性が高く、感染力も強い。

④HBe 抗体：HBe 抗原が消失する時期に陽性化する。陽性化している患者は予後がよい。

⑤HBV-DNA：診断に用いるのではなく、治療適応や治療内容を決める際に用いる。PCR 法が用いられる。

注意点

● HBV 感染は血液感染も起こすため、通常の接触感染予防策を行うとともに検体の取り扱いに気をつける必要がある。

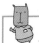 **POINT**

▶▶ 観察のポイント

▶ HBs 抗原陽性
  ● 咳、くしゃみ、鼻汁、発熱といった感冒症状。
  ● 食欲不振、倦怠感、悪心・嘔吐、黄疸などがみられる。
▶ HBs 抗原陰性
  ● B 型肝炎ウイルスキャリア、急性 B 型肝炎の早期では偽陰性が考えられる。
▶ HBe 抗原・抗体検査
  ● HBs 抗原陽性の場合に行う。

C型肝炎ウイルス検査

Hepatitis C virus

検体材料> 血清

HCV抗体定性
- ●HCV 感染
- ●過去にHCV感染

HCV-RNA定性
- ●HCV感染

HCV-RNA定量(PCR法)
- ●100K コピー/mL 未満：IFN*治療効果大
- ●100K コピー/mL 以上：IFN 治療効小

HCV群別(グルーピング)
- ◉ I 型(1a)、II型(1b)：IFN治療効果小
- ◉ III型(2a)、IV型(2b)：IFN治療効果大

基準値	**HCV抗体定性：陰性 (−)**
	HCV-RNA定性：陰性 (−)
	HCV-RNA定量：検出なし
	HCVウイルス型：いずれの型も検出なし

*IFN：インターフェロン

何をみる?

- ●C 型肝炎ウイルス(HCV)の感染の有無を調べる検査である。

どんなとき検査する?

- ●入院時、手術前などのスクリーニング検査に用いる。肝炎・

入院時、手術前などのスクリーニング検査、肝炎・肝硬変の鑑別などにも用いる

肝硬変の鑑別でも使用する。

注意点

● 血液で感染する可能性があるため、検体を取り扱うときには十分に注意する。

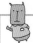

POINT

▷▷ 観察のポイント

▶ HCV 抗体陽性、すなわち C 型肝炎ウイルスキャリア、過去に C 型肝炎ウイルスに感染し治癒した人（感染既往者）に対しては次の点を観察する。

● 一般に C 型急性肝炎では、A 型あるいは B 型急性肝炎に比べて症状が軽いため、ほとんどの人では自覚症状がない。慢性肝炎の場合にも、多くの人では自覚症状がない場合が多い。

● 全身倦怠感に続き、食欲不振、悪心・嘔吐、黄疸などの症状が出現することがある。

● 肝臓の腫大が認められる。

memo

HIV検査

Human immunodeficiency virus

検体材料 血清

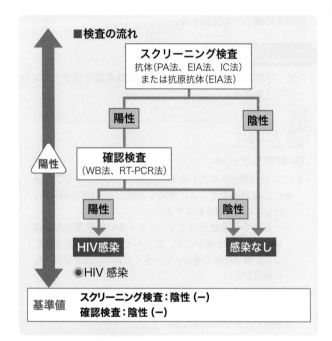

■検査の流れ

スクリーニング検査
抗体(PA法、EIA法、IC法)
または抗原抗体(EIA法)

陽性 ─── 陰性

陽性

確認検査
(WB法、RT-PCR法)

陽性 ─── 陰性

HIV感染 ─── **感染なし**

◉HIV 感染

基準値	スクリーニング検査：陰性 (−) 確認検査：陰性 (−)

何をみる?

- HIV 感染の有無を調べる検査であり、HIV への感染が疑われる段階で検査を行う。
- HIV 感染症は、抗体＋抗原による第4世代のスクリーニング

HIV感染が疑われる段階で行う検査で、第4世代のスクリーニングキットが使用されるようになったため2～3週間で陽性・陰性が判明する

キットを使用し、2～3週間で陽性・陰性が判明するようになった。スクリーニング検査では偽陽性の可能性を含むため、確認検査としてウエスタンブロット（WB[*1]）法やRT-PCR[*2]法が用いられる。WB法も急性感染期には陰性になることがあるため、RT-PCR法によるHIV-RNA定量が必要になる。

注意点

●針刺し事故に気をつけ、標準予防策を順守する。

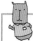

POINT

▷▷ ケアのポイント

●スクリーニング検査（一次検査）が陽性の場合でも、偽陽性の場合もあるので注意する。

偽陽性と判定されることがある病態	妊婦、多産の女性、血液腫瘍、膠原病、原発性胆汁性肝硬変、原発性硬化性胆管炎、アルコール性肝炎、ヘルペスウイルスなどのDNAウイルス感染症など

●HIVに感染すると、2週間～2か月後に急性感染症状（発熱、咽頭痛、発疹、下痢など風邪に似た症状）が現れることがあるが、2～3週間でなくなる。肝脾腫を併発する場合があり、伝染性単核球症に症状が似る。

*1 WB：Western blott　*2 RT-PCR：Realtime-PCR

HTLV検査

Human T-cell leukemia virus

検体材料> 血清

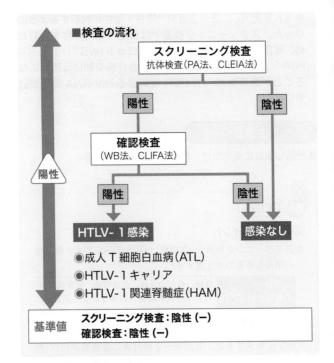

■検査の流れ

スクリーニング検査
抗体検査(PA法、CLEIA法)

陽性 — 陰性

確認検査
(WB法、CLIFA法)

陽性 — 陰性

陽性

HTLV-1感染 — **感染なし**

- ●成人T細胞白血病(ATL)
- ●HTLV-1キャリア
- ●HTLV-1関連脊髄症(HAM)

基準値
スクリーニング検査:陰性(−)
確認検査:陰性(−)

何をみる?

●HTLV検査は、成人T細胞白血病(ATL*¹)の原因となるウイルスであるHTLV-1の感染の有無をみる検査である。

HTLV 感染を疑う際に検査する。特に妊娠時に検査することが多い

- HTLV-1は、日本では九州、四国に多いことが知られている。このウイルスの感染に伴って起こる疾患としては主に、成人T細胞白血病、HTLV-1関連脊髄症（HAM[*2]）、ブドウ膜炎の3つがある。
- HTLV-1キャリアの診断には、スクリーニング検査と確認検査の2段階の検査手順が用いられている。スクリーニング検査にはPA法とCLEIA法、確認検査にはウエスタンブロット（WB）法がある。

どんなとき検査する？

- HTLV 感染を疑う際に検査されるが、妊娠時に検査することが多い。

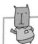

POINT

▷▷ 観察のポイント

- 成人T細胞白血病（特に40歳以上で、持続的な痛みを伴わないリンパ節［頸部、脇の下、足のつけ根など］の腫大、肝臓や脾臓腫大、難治性の多発する皮膚病変または皮下腫瘤など）
- HAM（歩行障害、排尿・排便障害、下肢の脱力感など）
- ブドウ膜炎（眼球内のブドウ膜の炎症）
- その他（関節炎、気管支炎）

＊1 ATL：Adult T-cell leukemia　＊2 HAM：HTLV-1 associated myelopathy

ASO ［抗ストレプトリジンO：ASLO］

Anti-streptolysin O

検体材料 血清

- ●急性糸球体腎炎
- ●リウマチ熱
- ●猩紅熱
- ●急性咽頭炎
- ●急性扁桃腺炎
- ●アナフィラクトイド紫斑病など

基準値	成人：166ToddU以下 小児：250ToddU以下

何をみる？

- ●ASO（抗ストレプトリジン O：ASLO）は、β溶血性連鎖球菌（溶連菌）感染症をみる検査である。
- ●溶連菌感染の場合には、菌体成分（多糖体）はもちろんのこと、菌体外産生物に対してもさまざまな抗体が産生され、そのうち最も一般的に測定されるものが ASO である。

どんなとき検査する？

- ●アナフィラクトイド紫斑病、リウマチ熱、急性咽頭炎、急性糸球体腎炎、急性扁桃炎、猩紅熱などを疑った際に検査を行う。

溶連菌感染症をみる検査で、アナフィラクトイド紫斑病、リウマチ熱、急性咽頭炎、急性糸球体腎炎、急性扁桃炎、猩紅熱などを疑った際に検査を行う

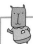

POINT

▷▷ 観察のポイント

▶ A群β溶連菌の感染によって起こる疾患

- 最も多いものは急性上気道炎、咽頭炎、扁桃炎である。
- 2～4日の潜伏期間を経て、38～40℃の発熱、咽頭痛、嘔吐、頭痛、全身倦怠感、食欲不振などが現れる。
- 発症後12～24時間以内に発赤毒素による発赤が全身にみられる。舌乳頭が発赤(イチゴ舌)し、口の周りが蒼白で頬や顎が赤い(口囲蒼白)。
- 毒素による特有な皮疹。猩紅熱、とびひなどの皮膚化膿性疾患。

▷▷ ケアのポイント

▶ 症状の観察

- 疾患を特定するため、すみやかに検査することで、急性糸球体腎炎やリウマチ熱など、合併症を予防する。
- 3歳未満の小児が発熱に伴い発疹やイチゴ舌を呈した場合、川崎病(MCLS[*1])との鑑別を要する。

▶ 感染予防

- 咽頭炎などの場合は飛沫感染予防、皮膚感染症(伝染性膿痂疹など)の場合は接触感染予防を行う。
- 有効な抗菌薬を内服すれば、すみやかに解熱し、約24時間経過後には感染力がほとんどなくなる。

＊1 MCLS：Mucocutaneous lymph node syndrome

インフルエンザ迅速検査

Rapid influenza diagnostic tests

検体材料 鼻腔粘液

何をみる?

- 鼻腔粘液を検体とし、専用のキットを用いて、インフルエンザウイルスの感染の陽性・陰性の判定を行う。
- 患者から採取した鼻腔粘液が反応の場(メンブレン)に毛細血管現象によって染みていくことで、A・B型インフルエンザウイルスの抗原に対するモノクローナル抗体との抗原抗体反応が生じて発色が起こる、いわゆるイムノクロマトグラフィー法の原理を用いている。

どんなとき検査する?

- インフルエンザの流行期に、インフルエンザの典型的症状(悪寒、発熱、関節痛、筋肉痛、咽頭痛、鼻汁、咳嗽など)を認めている患者に対し、診断の一助として検査する。

注意点

- ウイルスの増殖が盛んな発病から 36 時間以内に検査を行うことが望ましい。ただし、発病から 12 時間以内では、体内のウイルス量が少なく偽陰性となることがある。また、発病から 48 時間以降になると、体内のウイルス量が減少するため、陽性率は低下する。
- 感度は 60 ～ 98%、特異度は 98 ～ 100%であり、特異度は比較的高いが、感度は必ずしも高いとはいえない。
- 大人では小児よりも感度が落ちる(53.9% vs 66.6%)。基本的に鼻かみ液や咽頭ぬぐい液など検体の種類によって検

インフルエンザが疑われる患者で、鼻腔粘液中のＡ・Ｂ型インフルエンザウイルスの抗原の有無を調べる

査結果は変わらない。また、基本的にキットの種類によって検査結果は変わらない。

- 迅速検査はあくまで診断の補助であり、臨床診断が重要である。迅速検査を連日行うと確かに感度は上昇するが、そこまで疑うようであれば臨床診断をくだしてよい。
- インフルエンザ流行期には、医師による臨床判断のほうが迅速キットより感度が高いとする報告もある。十分に検査前確率が高い場合には、本検査を行う必要はなく、臨床診断をくだしてもよい。迅速検査のみに頼りすぎてはならない。

POINT

▷▷ 観察のポイント（Ａ・Ｂ型陽性時の場合）

- 発熱、頭痛、悪寒、倦怠感、咳嗽、喀痰、関節痛、筋肉痛など
- 高齢、基礎疾患、妊婦、乳幼児、免疫機能を低下させる薬剤歴（免疫抑制剤、抗がん剤、ステロイド剤）など患者脆弱性
- 意識状態の変化、頻呼吸、血圧低下などの敗血症を示唆する症状
- 飲水の状態など、脱水を示唆する所見

腫瘍マーカー

腫瘍マーカーとは

● 腫瘍マーカーとは「がんに由来する物質」であり、主に腫瘍細胞が産生するタンパク質である。細かくは胎児性タンパク、がん関連抗原、糖鎖抗原、アイソザイム、ホルモン、遺伝子や自己抗体などが含まれる。検査の主な目的は以下の通りである。

　①腫瘍を疑う病変を認めた場合に、腫瘍であるか否かの診断に利用する、②腫瘍であった場合の鑑別診断（組織型の特定）に利用する、③治療中の腫瘍活動性、病勢の評価と治療効果の確認に利用する、④予後予測に利用する。

POINT

▷▷ 観察のポイント

▶ 所見の観察と総合的な判断

● 1つの腫瘍マーカーだけでなく、臓器ごとに強く反応する項目を組み合わせて用いることが多い。

● 腫瘍マーカー以外の血液検査、CT、エコー検査、MRI、内視鏡や造影検査、生検などの検査結果も確認する。

● 悪性腫瘍の診断、治療効果判定や予後予測は、検査値の変化、その他の検査結果、身体所見と併せて判断する。

● 検査結果の高値だけでなく、その変化にも注目する。特に、治療前後の変化は治療効果の判定に有効である。

▶ 悪性腫瘍に伴う患者の症状、所見の観察

▷▷ ケアのポイント

▶ 適切な検体採取

- 基本的に血液検体採取に準じるが、特に以下の腫瘍マーカーは検体採取・取り扱いに注意する。

❶ SCC：皮膚表面や唾液中に多量に存在するため、複数回の穿刺による組織の混入に注意する。

❷ PSA：前立腺の触診や生検、その他検査など外部刺激による一過性の上昇に備え、先に採血をしておく。

❸ NSE：全血のまま検体保存したり、溶血検体で高値を示すのですみやかに提出する。

▶ 測定の目的と特性の理解

- 腫瘍マーカー測定の主な目的は何か(腫瘍の診断、鑑別診断、治療効果の判定、再発・転移などを含めた予後の判定などがある)。
- 悪性腫瘍のみ異常値を示すとはかぎらない(加齢や良性疾患や急性期でも上昇、高値を認めることがある)。
- 各腫瘍マーカーの特徴、対象となる主な疾患を理解する。

▶ 腫瘍マーカーの特性の理解と患者の精神的サポート

- 腫瘍マーカー測定の目的とその結果について、患者が医師からの説明をどのように理解しているか把握する。
- 患者が数値にとらわれすぎないようにサポートする。
- 保険診療上の検査の頻度の制限などそれぞれ異なるため、治療や検査スケジュールを理解し、必要時補足説明を行う。

▶ 悪性腫瘍に伴う苦痛症状の軽減、緩和のためのケア

代表的な肝がんの腫瘍マーカー

AFP（α-フェトプロテイン）

α-Fetoprotein

検体・容器 > 血清 0.4mL ポリスピッツ　凍結

検査方法 > CLEIA

基準値：**10.0ng/mL以下**	
高値	●原発性肝がん　●転移性肝がん　●肝硬変　●先天性胆道閉鎖症　●胎児性がん　●胆管・胃・肺・食道がん　●胃潰瘍　●妊娠　●非転移性悪性腫瘍　●卵巣嚢腫　●睾丸・卵巣腫瘍
低値	●肝炎・肝硬変などの肝障害回復期 ●正常妊娠32週以後（6週目から上昇、32週目でピークとなり、分娩後に急速に低下。分娩後2週目に正常化する） ●体内死亡胎児を有する妊婦

特徴と目的

- AFP（α-フェトプロテイン）とは胎児肝臓および卵黄嚢で産生される胎児血清中のタンパク質である。出生後には消失し、成人ではきわめて微量にしか検出されない。
- 主に肝細胞がんで上昇し、各種肝臓マーカー異常と併せてスクリーニング、診断補助、慢性肝疾患からの腫瘍発生推測、肝細胞がん治療効果判定や再発の推測などの目的で使用する。

CEA

Carcinoembryonic antigen

| 検体・容器 | 血清 0.4mL ポリスピッツ　凍結 |

| 検査方法 | CLEIA |

4

基準値：**5.0ng/mL以下**	
高値	●悪性腫瘍（大腸がん、肉腫、乳がん、肺がん、胃がん、膵がん、胆管がん、甲状腺髄様がん）●潰瘍性大腸炎 ●大腸ポリープ ●大腸炎 ●肝炎 ●肝硬変 ●膵炎 ●閉塞性黄疸 ●腎不全（透析で上昇）●乳腺症 ●肺炎 ●気管支炎 ●肺気腫（喫煙者）●婦人科疾患 ●糖尿病など

特徴と目的

●CEA（がん胎児性抗原）とは、胎児の消化器細胞にだけ存在するタンパク質である。この腫瘍マーカーは消化器がん以外に乳がん、肺がん、膀胱がん、前立腺がん、卵巣がんなどでも上昇することが知られ、臓器特異性は低いものの、広く臨床の現場で用いられている。

●進行胃がんでは 30 〜 40％程度でしか上昇せず、また粘膜内に限局する大腸がんなどではほとんどの場合で陰性結果になる。逆に健康成人の約3％でも基準値を超えることがあり、特に高齢や喫煙でも上昇することがあるなど留意すべき点も多い。したがって、他の腫瘍マーカーなどとも併せて検討し、スクリーニング、診断補助、治療効果判定、再発予測を目的に利用する。

CA19-9

Carbohydrate antigen 19-9

> 検体・容器 > 血清 0.4mL ポリスピッツ　凍結
> 検査方法 > CLEIA

基準値：37.0U/mL以下

高値	●悪性腫瘍（消化器がん、特に膵がん、胆道がん） ●良性腫瘍（肝硬変、原発性胆汁性肝硬変、胆管炎、胆石症、慢性肝炎、閉塞性黄疸、膵炎、膵管閉塞、子宮内膜症、卵巣嚢胞、糖尿病ほか）

特徴と目的

- CA19-9（糖鎖抗原19-9）は、大腸がん培養株SW1116を免疫抗原として作製した、モノクローナル抗体NS19-9によって認識される糖鎖抗原である。

- 正常では唾液腺、胆管、気管支腺などに存在し、消化器がんでも特に膵臓がん、胆嚢・胆管がんに特異性の高い腫瘍マーカーである。これら腫瘍のスクリーニング、診断補助、治療効果確認、再発予測に利用する。その他、胃がんや大腸がん、肝がん、肺がん、乳がん、卵巣がんでも上昇する。

- 腫瘍以外でも、糖尿病、慢性肝炎、胆石症、胆嚢炎、子宮筋腫、良性卵巣腫瘍などでも上昇する点に留意する。

CA125

Carbohydrate antigen 125

検体・容器	血清 0.4mL ポリスピッツ　凍結
検査方法	CLEIA

基準値：35.0U/mL以下

高値	●卵巣がん（特に漿液性卵巣がん）　●卵管がん　●子宮内膜症　●子宮頸がん　●子宮体がん　●類皮嚢胞腫　●膵・胃・大腸など消化器がん　●乳がん　●肺がん　●肝硬変　●腹膜炎　●急性膵炎　●妊娠　●生理

特徴と目的

- CA125（糖鎖抗原125）はコアタンパク関連抗原に属し、成人では卵巣上皮、子宮内膜上皮、子宮頸管上皮、胸・腹膜、心嚢膜中皮細胞に存在する。
- 測定には、胎児の身体を覆う上皮である卵巣上皮から発生する高分子のムチン様糖タンパクを抗原に反応する試薬を使用している。
- 主に卵巣がんや子宮がんに特異的な反応を示し、特に卵巣がんにおいてスクリーニング、診断補助、治療効果判定、予後予測などに利用する。
- 健康人や良性疾患での陽性率が低いことから、卵巣がんマーカーとして位置づけられる。

CYFRA

Cytokeratin 19 fragment

検体・容器	血清 0.8mL ポリスピッツ　凍結
検査方法	CLEIA

基準値：3.5ng/mL以下

高値	●肺扁平上皮がん　●肺腺がん　●肺小細胞がん　●食道・胃・大腸がん　●乳がん　●卵巣がんなど婦人科腫瘍

特徴と目的

- サイトケラチンは、単一上皮細胞の細胞骨格を構成するケラチン線維タンパクであり、19種類の亜分画が存在する。
- CYFRAは肺がんでも特に扁平上皮がんにおいて特異性が高い。また、良性疾患における偽陽性率は低く、肺がん特異性が高い特徴をもつ。
- 診断補助、治療効果判定に用いられ、扁平上皮がんでは早期診断にも有用とされる。
- 検体の混和・攪拌により低下することがあるため、注意が必要である。

memo

SCC

Squamous cell carcinoma antigen

| 検体・容器 | 血清 0.5mL ポリスピッツ　凍結 |

| 検査方法 | CLIA |

基準値：1.5ng/mL以下

| 高値 | ●子宮頸部扁平上皮がん　●子宮体がん　●外陰・腟がん ●食道がん　●肺扁平上皮がん　●頭頸部がん　●口腔・舌・上顎がん　●子宮筋腫など |

特徴と目的

- アポトーシスや細胞接着などにかかわるセルピンタンパク質であり、子宮頸がん関連抗体 TA-4 の亜分画で、TA-4 と共通の抗原性を有するタンパク質である。正常扁平上皮や扁平上皮がん腫瘍細胞の細胞質に存在する。したがって、子宮頸管部や扁平上皮がんを診断する際に利用する。
- 扁平上皮のある部位での良性疾患(上気道炎、気管支炎、結核、アトピー性皮膚炎、腎不全や透析患者)などでも高値を示す点に留意する。
- 高値の場合、まず子宮がん、肺扁平上皮がん、食道がんの存在を疑う。

PIVKA-II

Protein induced by vitamin K absence or antagonist-II

検体・容器	血清 0.5mL ポリスピッツ　凍結
	血漿 0.5mL EDTA-2Na入り→ポリスピッツ　凍結
検査方法	ECLIA

基準値：40.0mAU/mL未満

高値	●ビタミンK欠乏症(拮抗薬使用含む)　●肝細胞がん　●転移性肝がん　●肝硬変　●アルコール性肝障害　●肝炎　●閉塞性黄疸　●低栄養状態など

特徴と目的

- ●ビタミン K 欠乏時に肝細胞で産生される異常プロトロンビンである。肝がんでも上昇することが示され、同疾患の腫瘍マーカーとして位置づけられる。特に肝細胞がん出現、治療効果判定マーカーや再発診断補助として利用される。
- ●AFP（α-フェトプロテイン）とは相関関係になく、原発性肝がん診断時には同時測定により診断率上昇につながるため、肝硬変や HBs 抗原陽性、HCV 抗体陽性の慢性肝炎患者で推奨される。

memo

PSA（前立腺特異抗原）

Prostate-specific antigen

検体・容器	血清 0.5mL ポリスピッツ　凍結
検査方法	EIA

> **基準値：1.8ng/mL以下**
> ＊良性前立腺疾患との鑑別にはカットオフ値3.6ng/mL
> が推奨されている

高値	●前立腺がん	●前立腺肥大症	●前立腺炎

特徴と目的

- 前立腺組織中に存在する糖タンパク質であり、前立腺特異的である。

- PSA（前立腺特異抗原）は前立腺がん、前立腺肥大症、前立腺炎で上昇するが、それ以外の悪性腫瘍では上昇しないといわれている。前立腺がんの病態把握、治療効果判定や再発の早期発見に有用であり、その他検査と合わせてスクリーニング目的に使用する。

- 類似検査として、高感度PSAタンデム（前立腺性酸性フォスファターゼ[PAP[*1]]、γ-セミノプロテイン[γ-Sm[*2]]などに比べて前立腺がん初期での陽性率がよい）、PSA-ACT（前立腺がんと前立腺肥大症の鑑別に有用）もあるが、PAPやγ-Sm、遊離型PSAとの併用で診断効率が上昇する。

＊1 PAP：Prostatic acid phosphatase　＊2 γ-Sm：γ-Seminoprotein

ProGRP

Progastrin releasing peptide

検体・容器 ▷ 血清 0.4mL ポリスピッツ　絶凍

血漿 0.4mL EDTA-2Na 入り→ポリスピッツ　絶凍

検査方法 ▷ CLEIA

基準値：血清46.0pg/mL未満、血漿70pg/mL未満

高値	●肺小細胞がん　●甲状腺髄様がん　●肺カルチノイド腫瘍 ●腎疾患（腎機能障害）　●乳幼児・新生児

特徴と目的

- ProGRP（ガストリン放出ペプチド前駆体）は、消化管ホルモンあるいは神経ペプチドである GRP の前駆体。従来の腫瘍マーカーに比べて比較的早期の症例でも陽性となることが示され、信頼性が高い。
- NSE（神経特異エノラーゼ）とともに肺小細胞がんの補助診断、治療効果判定、予後予測などに使用する。とりわけ肺小細胞がんは発見時にはすでに全身に転移している予後不良な疾患であり、早期発見が重要なため同疾患を疑う場合には頻用されている。

memo

NSE

Neuron-specific enolase

検体・容器	血清 0.2mL ポリスピッツ　凍結

検査方法	RIA 固相法

基準値：**10.0ng/mL以下**

高値	●肺小細胞がん　●神経芽細胞腫　●褐色細胞腫　●肺非小細胞がん(大細胞がん、腺がん、扁平上皮がん)　●食道がん　●前立腺がん　●甲状腺髄様がん　ほか

特徴と目的

● NSE(神経特異エノラーゼ)は神経細胞に特異性が高く、各臓器に存在する神経細胞末端で認められる。

● NEC と呼ばれる神経内分泌腫瘍でも陽性となる。

● 肺小細胞がん(SCLC[*1]) は大細胞性神経内分泌腫瘍(LCNEC[*2])とともに高分化型神経内分泌腫瘍に分類されている背景から、同腫瘍マーカーの有用性が示唆される。したがって、肺小細胞がん、神経芽細胞腫、神経内分泌腫瘍(メラノーマ、褐色細胞腫など)の診断に利用される。その他、治療効果判定、再発予測にも使用される。

● 溶血すると赤血球から NSE が逸脱して高値となるため、注意が必要である。

---

*1 SCLC：Small cell lung cancer　*2 LCNEC：Lange cell neuroendocrine carcinoma

血液型検査

Blood group test

検体材料 血液

■ ABO式判定

血液型	オモテ検査		ウラ検査	
	抗A血清	抗B血清	A血球	B血球
A型	＋	－	－	＋
B型	－	＋	＋	－
O型	－	－	＋	＋
AB型	＋	＋	－	－

*「＋」：凝集あり、「－」：凝集なし

■ Rh式判定

D抗原あり	Rh⁺(D抗原陽性)
D抗原なし	Rh⁻(D抗原陰性)

何をみる?

- 赤血球上にA抗原またはB抗原の有無を調べる「オモテ検査」と、血清中に抗A抗体または抗B抗体があるかを調べる「ウラ検査」の両者を行い、その結果の一致によって血液型を判定する。
- Rh式は、Rh⁻Hr式血液型判定に使われる5種類の抗体のうち、D抗原の有無について調べる検査である。

「オモテ検査」と「ウラ検査」の両者を行い、その結果の一致によって血液型を判定する

 POINT

▷▷ ケアのポイント

▶ 血液型不適合に伴う溶血性輸血副作用は、開始後数分から24 時間以内に出現することが多く、致死的な状態になり得るため細心の注意が必要である。

▶ 採血時の検体取り違え防止の徹底が重要であり、以下の点に注意する。

● 1 患者ごとにラベルとスピッツ、あるいはラベルが貼付されたスピッツを持参する。

● 検体取り違えのないよう、検体ラベル、ネームバンド、患者氏名、ID 番号など、患者確認を十分に行ってから採血する。

● 採血が終了したら、その場で検体ラベルを貼付し、すみやかに提出する。

memo
_____
_____
_____
_____
_____
_____
_____

交差適合試験

Cross match test

検体材料 血液

- ●不規則性抗体の存在
- ●血液型の間違い
- ●患者の取り違え
- ●検体ラベルの貼り違え

陽性

基準値：**陰性（−）**

何をみる？

- ●交差適合試験は、輸血の前に供血者と受血者の血液の間で抗原抗体反応が起こるかを試験管内でシミュレーションし、溶血性輸血副反応を未然に防ぐ検査である。

どんなとき検査する？

- ●輸血療法の実施前に行う。
- ●赤血球製剤投与前には必ず交差適合試験を行う。血漿・血小板製剤の場合には血液型は合わせるが交差適合試験は必要ない。

他の検査との関連

- ●血液型検査用の検体とは別の機会に採血されたものを用いる（交差適合試験の血液についても血液型を検査し、結果が一致していることをダブルチェックで確認する）。

輸血の前に供血者と受血者の血液間の抗原抗体反応を検査する

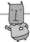

POINT

▷▷ 観察のポイント

● 輸血副反応の症状出現時は、以下の内容と発症時間を観察する。

発熱反応	●発熱(38℃以上、輸血前値から1℃以上の上昇) ●悪寒・戦慄 ●頭痛・嘔気
アレルギー反応	●じんま疹・掻痒感 ●呼吸困難・血圧低下 ●アナフィラキシーショック(血圧低下、意識障害)
輸血関連 肺障害	●肺水腫 ●呼吸困難 ●低酸素血症
急性呼吸窮迫症候群 (ARDS)	●呼吸障害(喀痰、呼吸困難、頻呼吸、低酸素血症) ●DIC、腎不全

▷▷ ケアのポイント

▶ 手術や処置などで輸血を行うことが予測される場合、輸血前3日以内に新たに採取した検体で交差適合試験を行う。

▶ 採血時、輸血療法実施時の患者確認を徹底する。

▶ 輸血副反応の観察と出現時の対策・援助。

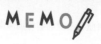

MEMO

Part

5

細菌・微生物検査

血液培養検査

Blood culture

検体材料▷ 血液

何をみる?

● 血液培養とは、血中の病原体を顕微鏡で確認できる程度まで
増殖させ、病原体の有無の確認や重症度の指標を得る検査で
ある。

どんなとき検査する?

● 致死的感染症や菌血症の有無を確認し、敗血症の起因菌を同
定する目的で行う検査である。
● 不明熱の原因の特定のために実施されることもある。
● 血液培養を実施すべき具体的な状況は、以下のとおりである。

発熱(38℃以上とは限らない)、低体温、悪寒・戦慄、原因不明の意識
障害・変容、原因不明の血圧低下、代謝性アシドーシス、白血球の異常
高値・低値、麻痺など脳血管障害の出現。

● すでに抗菌薬が使用されている場合には、可能であれば一度
投与を中止して2〜3日後に採取するか、血中濃度が最も低
い次回抗菌薬投与の直前に採取する。

注意点

◎採取方法

● 血液培養の感度を上げ、皮膚常在菌のコンタミネーション
を識別するために、好気ボトル1本と嫌気ボトル1本で1
セットと数え、別々の部位から1セットずつ採取する。動
脈血と静脈血の検出率に差はないため、2セットとも静脈

血でよい。
- 感染性心内膜炎を疑う場合は3セット採取する。
- 採血量は各ボトルの最大量になるようにすると、最も検出率が高い。

◎取り扱い方

- 皮膚の常在菌や環境汚染菌を混入させないようにする。そのためには、穿刺する部位をアルコール綿などでよく拭き取り、次にポビドンヨードなどで穿刺部位を再度消毒する。ヨードを用いる際には消毒後1～2分(乾燥するまで)待つ。消毒をしてから、採血器具などの準備をするとちょうどよい。
- 採血は滅菌手袋を着用し、清潔操作で行う。穿刺部位の汚染を防ぐために、マスクなどの防護具を着用するとよい。採取者の他に補助者がいると、円滑に汚染することなく採取できる。
- 培養ボトルの口も消毒する。薬物のバイアルと形状は似ているが、蓋の下は滅菌されていない。消毒を怠ると環境汚染菌が混入する可能性がある。
- 嫌気ボトルに空気が入らないようにする。シリンジ採血の場合には、嫌気ボトルから注入し、真空管採血の場合には好気ボトルから注入する。
- 検体はただちに検査室に送る。夜間休日などでは35～37℃に保ち決して冷蔵・冷凍してはならない。35～37℃に保てない場合にはまだ室温保存のほうがよい。

塗抹検査

Direct smear examination

| 検体材料 | 喀痰、尿など |

何をみる?

● 塗抹検査とは、喀痰、尿、穿刺液、膿、髄液などの検体をスライドガラスに載せ(塗抹し)、顕微鏡で起因菌を確認する検査である。

● 塗抹検査には染色を施してから観察する場合と、施さずに直接観察する場合とがある。なかでもグラム染色や抗酸菌染色は頻繁に用いられる染色法であり、細菌や真菌を分類するのに有用である。

どんなとき検査する?

● 顕微鏡による塗抹標本の観察は最も迅速に起因微生物を推定・確認し得る検査の1つであり、細菌あるいは真菌感染症の治療方針を決定するうえで必須の検査である。

● 体内の炎症の有無を知りたい場合にも実施される。

● 検体が培養検査に適しているかを判定したいときに、培養検査に先立つかたちで行う。

他の検査との関連

● 培養検査は起因微生物の菌名同定や薬剤感受性試験を行えるという利点があるが、結果が判明するまでに時間がかかること、嫌気性菌など培養されにくい菌があること、常在菌も培養されて起因微生物の判断が困難な場合があることが欠点であり、塗抹検査は以上のような培養検査の欠点を補う。

喀痰、尿、穿刺液、膿、髄液などの検体について、顕微鏡で起因菌を確認する

 POINT

▷▷ 観察のポイント

● 発熱、腫脹、発赤、痛みなど

▷▷ ケアのポイント

陽性	**グラム染色**	●グラム陽性球菌、グラム陽性桿菌、グラム陰性球菌、グラム陰性桿菌がわかれば、培養、薬剤感受性試験の結果が出るまでは、臓器への移行性なども考慮し、必要時はただちに抗菌薬治療を開始する
	抗酸菌染色	●PCR法や培養などで結核菌か抗酸菌かが明確になるまでは、結核を疑う患者として対応する
陰性	**グラム染色**	●よい検体が採取できなかった場合は、再提出する ●同じ検体で培養を行う場合があるため、十分な量を採取する(特に、糞便検体は5mL以上の量の検体を提出する)
	抗酸菌染色	●結核が疑われる場合、3日間連続で喀痰塗抹検査を行う。3回陰性の場合は、感染の可能性は低いと考えられる

memo

細菌培養・同定検査

Bacterial culture/identification

検体材料 喀痰、尿など

 感染症の起因微生物を特定したい場合に行う

何をみる?

- 細菌培養・同定検査は、細菌を培養して増殖させ、菌の性状から感染症の起因菌を特定することを目的に行う。
- 検査は最初に感染臓器から採取された検体を培養し、何種類か混在する微生物を1つ1つ別々に取り出し(分離培養という)、それから各微生物を純粋に増殖させて(純培養という)、培地の上での発育形態や生化学的性状などの違いによって微生物を同定する。
- 純培養された微生物を用いて、薬剤感受性試験を進めることもできる。

注意点

- 微生物学的検査の検体は、初回の抗菌薬投与前に採取するのを基本とする。抗菌薬投与後に採取すると起因微生物が死滅してしまい、真の起因菌が検出できない結果となる。
- すでに抗菌薬が投与されている場合には、最も血中濃度が低い次回投与の直前に採取するとよい。
- 常在菌や環境中の微生物が検体に混入すると、真の起因微生物の検出を妨げるため、採取時の汚染に注意する。
- 微生物の検出率を上げるために、十分な量を採取する。
- 検体の種類ごとに採取容器や輸送の温度、保存の温度は決まっている。

薬剤（抗菌薬）感受性検査

Drug susceptibility test

検体材料 ▷ 喀痰、尿など

さまざまな抗菌薬について、その起因菌が耐性か感受性かを判定するために行う

何をみる？

●薬剤（抗菌薬）感受性検査は、感染症の起因菌に対し、有効な抗菌薬を選択するための検査である。塗抹検査、細菌培養・同定検査に引き続いて行われ、さまざまな抗菌薬について、その起因菌が耐性か感受性かを判定する。

どんなとき検査する？

●感染症に対する抗菌薬治療には、薬剤感受性検査が欠かせない。耐性の抗菌薬を用いていた場合、治療の効果が得られない可能性がある。

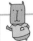

POINT

▷▷ ケアのポイント

●薬剤感受性検査の結果、投与していた抗菌薬が適切でないことが判明した場合、ただちに変更する。
●薬剤感受性検査の結果は看護師も把握し、抗菌薬の変更がないかを確認する。
●抗菌薬治療を有効に行うために、複数回の投与が必要な場合は、均等な時間を空けて投与する。抗菌薬の投与を忘れる、時間を間違えることがないように注意する。

尿の細菌検査

検体材料 > 尿

何をみる?

● 尿を塗抹培養するなどし、起因菌を特定したい場合などに行う。

どんなとき検査する?

● 膀胱炎などの尿路感染症では、尿の細菌検査が治療方針決定に有用である。

塗抹検査	1,000倍視野で1視野内に1個以上細菌が認められれば、有意な菌量が存在すると推定される
培養検査	一般に10^5/mL以上の菌量を陽性とするが、女性では10^2/mL以上を有意とすることもある

※尿路感染症をきたしにくい微生物が培養された場合には、起因菌とみなされない場合もある(黄色ブドウ球菌や真菌など)

注意点

● 滅菌カップに採取する。
● 尿中に皮膚や粘膜の付着菌を混入させないようにする。そのためには、検体採取前に尿道口付近を洗浄、あるいは拭き、さらに、包皮や粘膜面は指などで押し広げ、尿が触れないように採取する必要がある。
● 検体はただちに検査室に送り、室温で放置してはならない。
● 尿道カテーテル留置患者では、バッグ内にたまった尿は用いない。サンプルポートをアルコール綿などで消毒してから新鮮な尿を採取する。

尿路感染症などで、起因菌を特定したい場合などに行う

 POINT

▷▷ 観察のポイント

● 38℃以上の発熱、尿意逼迫、頻尿、排尿障害、恥骨上圧痛、尿混濁、浮遊物の有無、臭気などの観察を行う。

▷▷ ケアのポイント

▶ 尿道留置カテーテル管理

● カテーテル抜去が難しい場合は、尿道留置カテーテル管理を徹底する。

● 尿道留置カテーテルの取り扱いは、ディスポーザブル手袋、ビニールエプロンなどを着用し、前後には必ず擦式アルコール製剤で手指消毒を行う。

● 集尿バッグは少なくとも8時間ごとに空にする。

● 採尿カップは本人専用とし、使い回しをしない。1回ごとに中性洗剤で洗浄し、乾燥させる。

▶ 陰部洗浄

● 可能なかぎり排泄のたびに洗浄する。

● 特に下痢をしている場合は、排泄のたびに洗浄するほか、尿道口を汚染しないようオムツなどの当て方を工夫する。

memo

便の細菌検査

検体材料 > 便

陽性
◎サルモネラ菌
◎赤痢菌
◎病原性大腸菌 O157
◎コレラ菌　など

基準値：陰性 (−)

何をみる?

●主にサルモネラ菌、赤痢菌、病原性大腸菌 O157、コレラ菌、腸チフス菌、パラチフス菌、ブドウ球菌、腸炎ビブリオ、カンピロバクター、クロストリジウム・ディフィシルなどの菌の検出を目的とする。

どんなとき検査する?

◎消化器感染症の起因微生物を確定し、有効な抗菌薬を知りたい場合

●感染性腸炎が疑われる患者では、便の細菌検査が治療方針決定に有用。一般に下痢便や血便に対して行う検査である。

●常在菌から病原微生物を検出するので、各種の微生物に対する特別な培地を用いて培養検査が行われる。そのため、患者の病歴(便の性状や色、喫食歴、海外渡航歴、症状の持続期間など)から、検査の前に疑わしい微生物を推定する。

主にサルモネラ菌、赤痢菌、病原性大腸菌 O157、コレラ菌などの菌の検出のために検査する

◎薬剤耐性菌のみを選別し、感染対策などに用いたい場合

- 便中には薬剤耐性菌が潜伏しやすいため、薬剤耐性菌のスクリーニングに用いられる。
- 病棟内で厳密な感染対策が必要な耐性菌が検出された場合などに、保菌者の検出を目的としていっせいに便の細菌検査を行うことがある。

他の検査との関連

◎便中 CD トキシン検査

- 入院 48 時間以降に発生した下痢症や、最近の抗菌薬使用歴がある患者における下痢症では、クロストリジウム・ディフィシルによる毒素性下痢症(クロストリジウム・ディフィシル関連下痢症)の可能性が高い。ただし、クロストリジウム・ディフィシル自体が腸炎を起こすのではなく、産生する毒素が下痢の原因となることから、培養検査ではなく CD トキシンと呼ばれる便中毒素の直接検出が行われる。

◎便中ロタウイルス抗原検査

- 外来で、主に小児の冬季白色下痢症に対して行われる。
- ロタウイルスは感染力が強く、次亜塩素酸での消毒が困難であるため、厳重な接触感染予防策をとる必要がある。検体の取り扱いも注意する。

memo

喀痰の細菌検査

何をみる?

● 喀痰検査は、痰や咽頭分泌物を調べ、病原菌などの有無を確認する検査である。

どんなとき検査する?

● 呼吸器感染症の起因微生物を確定し、有効な抗菌薬を知りたい場合に実施する。

● 肺炎や慢性気管支炎などの呼吸器感染症では、喀痰の細菌検査が治療方針決定に有用である。

注意点

● 口腔内の付着菌をできるだけ混入させないようにする。そのためには、水道水でよいので、検体採取前に数回うがいをさせ、口をすすぐ。これにより、口腔内の付着菌や細胞を減少させることができる。

● 唾液成分の多い検体は、実際の肺内の状態を反映していないため、できるかぎり喀出の方法を指導しながら採取するとよい。喀出困難な場合には、背部のタッピングや、深い咳をさせて喀痰を喀出させる。

● 滅菌容器に採取し、乾燥を防ぐためにただちに密閉し、検査室へ提出する。

呼吸器感染症の起因微生物を確定し、有効な抗菌薬を知りたい場合に行う

POINT

▷▷ 観察のポイント

● 痰の性状・量、発熱、咳の有無などをみる。

▷▷ ケアのポイント

● 保菌であっても、口腔内の菌量をコントロールするための口腔ケア(歯石の除去、歯磨きなど)が重要である。

● 気管切開患者や喀痰の量が多く、周囲環境を汚染する場合は、個室に配置する。

● 咳を誘発させて検体採取する際は、汚染を受けるリスクが高いため、ディスポーザブル手袋、ビニールエプロンのほか、必ずサージカルマスクやゴーグル・アイシールドを着用し防護する。

● 結核が疑われる場合は、サージカルマスクではなくN95微粒子マスクを着用し、採痰ブースやHEPAフィルター*¹による陰圧空調のある場所で採取する。

5

細菌・微生物検査

喀痰の細菌検査

memo

＊1 HEPA：High efficiency particulate air filter

膿・穿刺液の細菌検査

検体材料 膿、穿刺液

陽性	膿 ●毛嚢炎 ●蜂巣炎など 穿刺液 ●感染性腹膜炎 ●腹腔内腫瘍 ●膿胸 ●感染性髄膜炎など

基準値：陰性（−）

何をみる？

●膿・穿刺液の細菌検査は、膿や穿刺液を調べることで起因菌の有無を確認する検査である。

どんなとき検査する？

●皮膚軟部組織感染症や深部臓器膿瘍の起因微生物を検出する場合、もともと無菌的な部位に生じた感染症の起因微生物をつきとめる場合に行う。

●膿や液体貯留の部位（開放性膿か、閉鎖腔内の非開放性検体かなど）により、適切な検体採取の方法や目的菌を明確にした細菌検査の依頼が必要である。

● よく検体採取が行われる病態は、以下のとおりである。

・術後創部感染症、褥瘡感染症、糖尿病性足壊疽など

・肝膿瘍、腎膿瘍、腸腰筋膿瘍、硬膜外膿瘍、腹腔内膿瘍、子宮瘤膿腫など

・髄膜炎、胸膜炎、胆道感染症、腹膜炎など

注意点

◎深部臓器膿瘍、穿刺液

● 検体はできるだけ多く採取する。採取後はただちに密閉し、乾燥を防ぐ。

● 嫌気培養を行う場合には、採取容器に空気が混入しないように注意する。空気混入を防ぐには、嫌気ポーターなどの専用容器を用い、開封時は音が立たないよう静かに蓋を開けるなどを心がける。

POINT

▷▷ 観察のポイント

● 発熱、腫脹、熱感、痛みなどの症状、膿の排液の有無、臭気などを観察する。

▷▷ ケアのポイント

● 接触予防策の順守

● 症状の予防と対策

結核・抗酸菌

Mycobacterium tuberculosis/acid-fast bacteria | 検体材料 > 喀痰

●結核菌感染

陽性

基準値：陰性（−）

何をみる？

●痰を塗抹検査などで調べ、結核菌に感染しているか否かをみる検査である。

どんなとき検査する？

◎結核に関して行う一連の検査

●検査には、喀痰の抗酸菌塗抹検査、培養検査、PCR 法[*1] による遺伝子同定検査、感受性検査がある。

●抗酸菌検査は一般に 3 日間連続で採取され、塗抹で抗酸菌が確認できた時点で検体採取を終了する。

●良好な喀痰が採取できない場合には、超音波ネブライザーによる喀痰誘発を試みる。あるいは入眠中に嚥下した喀痰を狙い、朝に（入院中であれば起床する前に臥位のままで）胃液を採取して検査に提出する。

●塗抹、培養、PCR 法のうち、最も感度が高いのは培養であるが、結核菌は発育が緩慢であるため、現在の培養シス

テムでも「陰性」と判断するのに最低6週間が必要である。塗抹やPCR法が陰性でも、培養の最終結果が判明するまでは結核は否定できない。ただし、塗抹検査が陰性であれば周囲への感染性は低いと考えられる。

- 培養が陽性となれば、その菌株を用いて感受性試験へと進める。

注意点

- 結核は患者の咳などから空気感染するため、喀痰採取は危険性の高い行為である。外来などでは、他の患者や医療従事者への感染を防ぐため、結核が疑われる患者には必ずサージカルマスクを着用させる。また、各施設の感染対策責任部署と相談し、専用の喀痰採取ブースを設ける、あるいは換気条件を確認した部屋で、医療従事者はN95マスクを着用し、十分に防護する。

 POINT

▷▷ 観察のポイント

- 塗抹検査で抗酸菌が陽性であり、咳、痰、血痰、喀血、胸痛、呼吸困難などの症状がある場合は、感染リスクは高くなるため、症状の観察は重要である。

＊1　PCR：Polymerase chain reaction

MRSA／病原性大腸菌 [O157など]

Methicillin-resistant *Staphylococcus aureus*/enteropathogenic *Escherichia coli*　**検体材料▶** 尿、便、血液など

陽性

MRSA
- MRSA 感染

病原性大腸菌(O157)
- 腸管出血性大腸菌(O157)
- 腸管侵襲性大腸菌(赤痢に似た症状)
- 腸管病原性大腸菌
- 毒素原性大腸菌(コレラに似た症状)

基準値：陰性 (ー)

何をみる?

- MRSA や O157 など接触感染予防策が必要な微生物による感染症を疑った場合に行う検査である。

どんなとき検査する?

- MRSA は主に医療ケア関連感染症の起因菌となる。その主なものには、血管内留置カテーテル由来血流感染症、術後創部感染症、褥瘡感染症、人工呼吸器関連肺炎などがある。
- O157 は腸管出血性大腸炎の起因菌で、市中で起こる感染症である。強い腹痛や下痢、時に血便をきたすことがある。若年者や高齢者には溶血性尿毒症症候群(HUS*1)をきたし得る。感染力が強く、50 個の細菌数でも感染する。

接触感染予防策が必要な微生物による感染症を疑った場合に行う

- 食中毒の可能性があるため、同じ食事をした人に同様の症状がないかを確認する。食中毒が疑われる場合にはただちに保健所に相談し、必要な届出を行う。
- MRSA 保菌のスクリーニングとして、心臓血管外科系手術や、人工関節置換術など、黄色ブドウ球菌による感染症が起こると治療が困難な手術が予定されている患者では、MRSAを含めた鼻腔内の黄色ブドウ球菌の有無を培養で事前に確認する。

注意点

- 検体採取や運搬にも標準予防策を徹底する。すべての検体は感染性を有する可能性があるため、採取や運搬に当たっては常に標準予防策の一環として、手袋、マスク、ゴーグルなどの防護具を着用すべきである。

memo
_____
_____
_____
_____
_____
_____
_____
_____

＊1 HUS：Hemolytic uremic syndorome

ヘリコバクター・ピロリ関連の検査

Helicobacter pylori

検体材料 > 生検組織

何をみる?

- ヘリコバクター・ピロリは、世界人口の半数が感染していると予測される細菌で、胃十二指腸潰瘍、慢性胃炎、ひいては胃がんの原因として関与する。
- ピロリ菌は、ウレアーゼという酵素によってアルカリであるアンモニアを産生し、胃酸のなかで生息することができる。

■ヘリコバクター・ピロリ菌の6つ検査法

	感染診断	除菌判定	備考
迅速ウレアーゼ試験	○	一般的でない	内視鏡検査時に生検組織で実施
鏡検法	○	一般的でない	内視鏡検査時に生検組織で実施
培養法	○	一般的でない	内視鏡検査時に生検組織で実施
血清抗体測定	○	○	除菌判定には6か月の間隔をあけて抗体価を比較
尿素呼気試験	◎	◎	除菌判定には除菌後4週間以上あけて比較
糞便中抗原測定	◎	◎	除菌判定には除菌後4週間以上あけて比較

どんなとき検査する?

- 次の患者に検査する。

①内視鏡検査または造影検査において、胃潰瘍または十二指腸潰瘍の確定診断がなされた患者
②胃 MALT リンパ腫の患者
③特発性血小板減少性紫斑病の患者
④早期胃がんに対する内視鏡的治療後の患者
⑤内視鏡検査において胃炎の確定診断がなされた患者
⑥ピロリ菌除菌後の患者

●上記①〜⑤の患者においては、ピロリ菌検査のいずれかが陽性であった場合、除菌治療を行う。除菌にはアモキシシリン＋クラリスロマイシン＋プロトンポンプ阻害薬の３剤を７日間、集中的に内服する。

●⑥は除菌終了後４週間以上経過した患者に対し、効果判定の目的で行われる。表に示すように、除菌効果判定に有用な検査は限られるため、注意が必要である。初回除菌が不成功であった患者では、クラリスロマイシンの代わりにメトロニダゾールを用いた３剤での二次除菌が試みられる。

注意点

●ピロリ菌に対し、静菌作用があるプロトンポンプ阻害薬が投与されている場合、検査が偽陰性となり得る。投与中止、または終了後２週間以上してから検査を行う。

●空腹時の心窩部痛、胃部不快感、食欲不振、嘔気、黒色便に注意して観察する。

細菌・微生物検査　｜　ヘリコバクター・ピロリ関連の検査

ノロウイルス迅速定性検査

Norovirus

検体材料 便

何をみる?

● 感染性腸炎が疑われる患者において、糞便中のノロウイルス抗原の有無を調べる検査。

● 便を検体とし、専用のキットを用いて陽性・陰性の判定を行う。

● 患者から採取した便が反応の場(メンブレン)に毛細血管現象によって染みていくことで、ノロウイルスの抗原に対するモノクローナル抗体との抗原抗体反応が生じて発色が起こる"イムノクロマトグラフィー法"の原理を用いている。

どんなとき検査する?

● ノロウイルスの流行期に、二枚貝の摂食歴や周囲の流行状況があり、ノロウイルスの典型的症状(下痢、腹痛、嘔吐など)を認めている患者に対し、診断の一助として検査する。

注意点

● 浣腸便を採取した場合や嚥下補助食品を摂取している場合、生後間もない新生児の場合は偽陽性の確率が高まるとされている。

● 迅速検査の適応は、ノロウイルスハイリスクグループといわれている3歳未満の小児、65歳以上の高齢者、悪性腫瘍の診断が確定している患者、臓器移植後の患者、抗悪性腫瘍薬・免疫抑制薬または免疫抑制効果のある薬剤を投与中の患者など、免疫不全のある患者に限っている。

感染性腸炎が疑われる患者で、糞便中のノロウイルス抗原の有無を調べる

- 感度が低いこと、自然経過で改善が期待できることから、健康人では行う意義が少ない。また、健康保険適用ではないので、経済的負担を生じることとなる。
- 迅速検査はあくまで診断の補助であり、臨床診断が重要である。非常に感染性が強く、結果が陰性でも否定できない（感度が100%の検査ではない）ため、臨床症状や背景から疑いが強い場合は感染対策を継続することが望ましい。特に周囲に流行状況があれば感染対策を徹底する。

POINT

▷▷ 観察のポイント

▶ ノロウイルス感染の症状
- 嘔気、嘔吐、下痢、発熱、腹痛の回数や程度、発現時期、二枚貝の摂食歴
- 家族等の周囲の人に同様の症状の有無

▶ 高度の脱水症状の有無
- 水分出納量
- 全身倦怠感、眠気、末梢冷感（四肢）
- バイタルサイン

memo

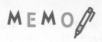

Part

6

病理検査

- 細胞診検査
- 組織検査

細胞診検査

Cytodiagnosis

検体材料 > 喀痰、胸水、腹水など

 喀痰、胸水、腹水などの検体により細胞学的に病変を診断する方法で、悪性腫瘍の診断に用いる

■ベセスダシステムとパパニコロウ分類（扁平上皮がんの場合）

ベセスダシステム	パパニコロウ分類	結果
NILM	Class I、II	陰性
ASC-US	Class II - IIIa	意義不明異型扁平上皮細胞
ASC-H	Class IIIa、IIIb	HSILを除外できない異型扁平上皮細胞
LSIL	Class IIIa	軽度扁平上皮内病変
HSIL	Class IIIa、IIIb、IV	高度扁平上皮内病変
SCC	Class V	扁平上皮がん

基準値：**Class II以下（パパニコロウ分類）**

何をみる?

● 細胞診検査とは、喀痰、胸水、腹水などの検体から、細胞学的に病変を診断する方法で、悪性腫瘍の診断に用いる。

どんなとき検査する?

● 悪性と診断された場合には組織型や異型度を評価し、その後の検査・治療につなげる。

組織検査

Histological diagnosis

検体材料 病変組織

 疾患の本質を表す最も信憑性の高い検査・診断で、この診断をもって最終診断となることが多い

何をみる?

- 組織検査は、悪性腫瘍などの病変部の組織を採取して顕微鏡で観察できる標本を作製し、観察したうえで疾患を診断する検査である。
- 組織検査は疾患の本質を表す最も信憑性の高い検査・診断で、あらゆる検査のうち、組織検査を超えて各種疾病の本体を解明できる方法はない。

■病理診断の種類

生検(バイオプシー)	病変部の組織片を取り出して行われる検査で、特殊な針で穿刺する針生検、鉗子で病変を採取する鉗子生検などがある
術中迅速組織診断	手術中に病変組織を採取して迅速に観察し、病変の広がりなどを確認したのちに、手術方針や摘出範囲を決める
手術材料	手術によって摘出された病変組織を観察し、病理組織診断をする

memo

参考文献

1. 日本検査血液学会 編：スタンダード検査血液学 第2版. 医歯薬出版, 2008.
2. 泉孝英 監訳：結核・非結核性抗酸菌診療ガイドライン（米国胸部学会ガイドライン）第2版. 医学書院, 東京, 2004.
3. 西쓰統, 河野均也 監：看護に役立つ検査値の読み方・考え方 第2版. 総合医学社, 東京, 2003.
4. 西쓰統, 村上純子 編：検査値の読み方・考え方―専門医からのアドバイス. 総合医学社, 東京, 2008.
5. 江口正信, 水口國雄 編：検査値早わかりガイド 第3版. サイオ出版, 東京, 2017.
6. 小栗豊子 編：臨床微生物検査ハンドブック 第2版. 三輪書店, 東京, 2000.
7. 松本哲哉, 満田年宏 訳：CUMITECH 血液培養検査ガイドライン. 医歯薬出版, 東京, 2007.
8. 満田年宏 訳：カテーテル関連尿路感染予防のためのCDCガイドライン 2009. ヴァンメディカル, 東京, 2010.
9. 森尾友宏, 谷口正実 他：病気が見える⑥ ―免疫・膠原病・感染症. メディックメディア, 東京, 2009.
10. 日本救急医学会 医学用語解説集：全身性炎症反応症候群. http://www.jaam.jp/html/dictionary/dictionary/word/0730.htm（2023.1.11アクセス）
11. 日本輸血・細胞治療学会ホームページ：http://yuketsu.jstmct.or.jp/（2023.1.11アクセス）
12. 国立感染症研究所：梅毒とは. https://www.niid.go.jp/niid/ja/kansennohanashi.html（2023.1.11アクセス）
13. 国立感染症研究所：A型肝炎とは. https://www.niid.go.jp/niid/ja/diseases/a/hepatitis/hepatitis-a.html（2023.1.11アクセス）
14. 国立国際医療研究センター 肝炎情報センター：急性肝炎. https://www.kanen.ncgm.go.jp/cont/010/kyuusei.html（2023.1.11アクセス）

15. 厚生労働省：B型肝炎について（Q&A）．https://www.mhlw.go.jp/bunya/kenkou/kekkaku-kansenshou09/01a.html（2023.1.11アクセス）

16. 厚生労働省：C型肝炎について（Q&A）改訂第7版．https://www.pref.mie.lg.jp/common/content/000132695.pdf（2023.1.11アクセス）

17. 厚生労働省：ヒトT細胞白血病ウイルスーI型（HTLV-1）の母子感染予防について．http://www.mhlw.go.jp/bunya/kodomo/boshi-hoken16/index.html（2023.1.11アクセス）

18. 国立感染症研究所 感染症情報センター：疾患別情報．http://idsc.nih.go.jp/disease.html（2023.1.11アクセス）

19. 厚生労働省：感染症法に基づく医師の届出のお願い．http://www.mhlw.go.jp/bunya/kenkou/kekkaku-kansenshou11/01.html（2023.1.11アクセス）

20. 厚生労働省：腸管出血性大腸菌Q&A．https://www.mhlw.go.jp/stf/seisakunitsuite/bunya/0000177609.html（2023.1.11アクセス）

21. 厚生労働省：一次、二次医療機関のための腸管出血性大腸菌（O157等）感染症治療の手引き（改訂版）．https://www.mhlw.go.jp/www1/o-157/manual.html（2023.1.11アクセス）

22. 国立感染症研究所 感染症情報センター：腸管出血性大腸菌感染症．http://idsc.nih.go.jp/disease/ehec/index.html（2023.1.11アクセス）

検査に役立つ数式

■尿浸透圧の概算

| 関連検査 | 尿比重 |

O尿比重検査では正確さに欠けるため、高度な異常値の場合は、浸透圧検査で確かめる。

O尿浸透圧がすぐに測定できない場合、尿比重の値を利用して尿浸透圧を概算する。

O病態により、尿比重が過大・過小評価されるので注意。

尿浸透圧[概算]＝[尿比重下2桁]×20〜40

■尿タンパク量の概算

| 関連検査 | 尿タンパク、血清アルブミン |

Oネフローゼ症候群など、アルブミンの体外漏出がみとめられる場合は、尿タンパク量からその評価を行う。

O成人の1日の尿クレアチニン排泄量を1gと仮定して、尿タンパク濃度と尿クレアチニン濃度から、尿タンパク量を概算する。

O1日の尿クレアチニン排泄量が1gから大幅に逸脱している患者の場合、精度が落ちるので注意する。

推定1日尿タンパク量(g/g・Cre) ≒尿タンパク濃度(mg/dL)/尿クレアチニン濃度(mg/dL)

■漏出性胸水、滲出性胸水の判別（Lightの基準）

関連検査 | 胸水

- ○「漏出性胸水」と「滲出性胸水」を区別する際は、Lightの基準を使う。
- ○以下に示す3つの式のうち、1つ以上満たせば「滲出性胸水」といえる。

①胸水総タンパク/血清総タンパク>0.5
②胸水LDH/血清LDH>0.6
③胸水LDH>血清LDHの基準値上限×2/3

■SAAG（Serum-ascites albumin gradient）の算出

関連検査 | 腹水、血清アルブミン

- ○腹水と血清アルブミンの比較式、SAAG［血清アルブミン－腹水アルブミン］から、疾患を推測することができる。
- ○下式①が該当する（SAAG≧1.1g/dL）場合、門脈圧が亢進して腹水が漏れ出ているといえ、肝硬変、アルコール性肝炎、うっ血性心不全、広範囲肝転移、収縮性心膜炎などが考えられる。
- ○式②が該当する（SAGG<1.1g/dL）場合、がん性腹膜炎、結核性腹膜炎、膵炎、ネフローゼ症候群などが考えられる。

①SAAG[血清アルブミン－腹水アルブミン]≧1.1g/dL
②SAAG[血清アルブミン－腹水アルブミン]<1.1g/dL

■ 赤血球数、ヘマトクリット値、ヘモグロビン量の概算

関連検査 | 赤血球数、ヘマトクリット値、ヘモグロビン量

● 正常血液では、測定上の大きな誤りがない限り、以下の関係式から赤血球数、ヘマトクリット値、ヘモグロビン量を概算できる。

> ①RBC×3＝Hb
> ②Hb×3＝Ht
> ③RBC×9＝Ht

■ 赤血球恒数の概算

関連検査 | 赤血球恒数、赤血球数、ヘマトクリット値、ヘモグロビン量

● 赤血球恒数は、赤血球数、ヘマトクリット値、ヘモグロビン量から概算できる。

> ①MCV＝Ht/RBC×10
> ②MCH＝Hb/RBC×10
> ③MCHC＝Hb/Ht×100

memo

■尿中カリウム排泄量の確認

関連検査 | 血清カリウム

●血清カリウムの測定により、低カリウム血症が疑われる場合は、尿中カリウム排泄量（尿中カリウム濃度、尿浸透圧、尿中クレアチニン値）をチェックすることも重要。

●尿中カリウム排泄量は、TTKG（Transtubular potassium concentration gradient）、FEK（Fractional excretion rate of K）から推定できる。

●血清浸透圧と尿浸透圧がわかる場合、式①をもとにTKKGを計算することができる。

●血清クレアチニン値と尿中クレアチニン値がわかる場合、式②をもとにFEKを計算できる。

$$①TTKGs＝\frac{尿中カリウム値×血清浸透圧}{血中カリウム値×尿浸透圧}$$

$$②FEK＝\frac{尿中カリウム濃度×血清クレアチニン値}{血清カリウム濃度×尿中クレアチニン値}$$

■血清カルシウム補正値の算出

関連検査 | 血清カルシウム、血清アルブミン

●低アルブミン血症の場合は、血清カルシウム濃度は見かけ上低値を示すため、以下の補正式を用いて補正する。

血清カルシウム補正値＝
血清カルシウム測定値＋（4－血清アルブミン値）

■アニオンギャップの算出

関連検査　血清ナトリウム、血清クロール

●血清ナトリウムおよび血清クロールの検査値より酸塩基平衡異常を認めた場合、以下の式によりアニオンギャップを算出して病態の理解を深める。

$$アニオンギャップ = Na^+ - (CL^- + HCO_3^-)$$

■原発性アルドステロン症のスクリーニング

関連検査　血漿レニン活性/アルドステロン

●原発性アルドステロンが疑われた場合は、血漿アルドステロン濃度（PAC：Plasma aldosterone concentration）と血漿レニン活性（PRA：Plasma renin activity）の値をもとにスクリーニングを行う。
●以下の式に該当する場合、スクリーニング陽性である。

$$PAC(pg/mL) / PRA(ng/mL/hr) > 200$$
$$PAC(ng/dL) / PRA(ng/mL/hr) > 20$$

memo

278

■インスリン指数の算出

> 関連検査　インスリン

- ブドウ糖負荷試験で30分でのインスリン値と血糖の増加の比を「インスリン指数」という。
- 以下の式で算出されるインスリン指数が0.8以上で正常、0.5未満で糖尿病と判断される。

$$インスリン指数＝⊿インスリン/⊿血糖$$

■HOMA-Rの算出

> 関連検査　インスリン

- インスリン抵抗性の指標として、HOMA-R（Homeostasis model assessment ratio）が用いられる。
- 以下の式で算出されるHOMA-Rが1.6未満で正常、2.5以上でインスリン抵抗性ありと判断される。

$$HOMA-R＝空腹時インスリン値×空腹時血糖値/405$$

■B型肝炎劇症化の予測

> 関連検査　B型肝炎ウイルス検査

- 以下の式（与芝の式）において、λ＞0で劇症化のリスクが高いと判断される。

$$λ＝0.89＋1.74(成因)＋0.56×T-Bil－0.014×ChE$$

臨床でよく使われる単位

	名称	単位記号	よく使われる単位 （10 の整数乗単位）
長さ	メートル	m	nm（ナノメートル） μm（マイクロメートル） mm（ミリメートル）
面積	平方メートル	m^2	$μm^2$（平方マイクロメートル） mm^2（平方ミリメートル）
体積	立方メートル	m^3	$μm^3$（立方マイクロメートル） mm^3（立方ミリメートル） cm^3（立方センチメートル） dm^3（立方デシメートル）
	リットル	L	fL（フェムトリットル） pL（ピコリットル） nL（ナノリットル） μL（マイクロリットル） mL（ミリリットル） dL（デシリットル）
質量	キログラム	kg	pg（ピコグラム） ng（ナノグラム） μg（マイクログラム） mg（ミリグラム） g（グラム）

	名称	単位記号	よく使われる単位 （10の整数乗単位）
物質量	モル	mol	nmol（ナノモル） μmol（マイクロモル） mmol（ミリモル）
質量濃度	キログラム毎 リットル*	kg/L	ng/L（ナノグラム毎リットル） μg/L（マイクログラム毎リット ル） mg/L（ミリグラム毎リットル） g/L（グラム毎リットル）
モル濃度	モル毎リットル	mol/L	nmol/L（ナノモル毎リットル） μmol/L（マイクロモル毎リット ル） mmol/L（ミリモル毎リットル）
圧力、 分圧	トル 水銀柱メートル 水柱メートル	Torr mHg mH_2O	Torr（トル） mmHg（水銀柱ミリメートル） cmH_2O（水柱センチメートル）
密度	キログラム毎 リットル	kg/L	mg/L（ミリグラム毎リットル） g/L（グラム毎リットル）

＊「毎」は「パー」と読むことが多い。例：キログラム・パー・リットル

SI単位への変換式

白血球、血小板数	(個/mm^3)×0.001＝(10^9/L)
赤血球数	(百万/mm^3)×＝(10^{12}/L)
血色素量(Hb)	(g/dL)×0.6206＝(mmol/L)
フィブリノゲン	(mg/dL)×0.02941＝(μmol/L)
血糖	(mg/dL)×0.05551＝(mmol/L)
中性脂肪	(mg/dL)×0.01129＝(mmol/L)
コレステロール	(mg/dL)×0.02586＝(mmol/L)
アルブミン	(g/dL)×1449＝(μmol/L)
ビリルビン	(mg/dL)×17.1＝(μmol/L)
アンモニア	(μg/dL)×0.5872＝(μmol/L)
尿酸	(mg/dL)×59.4＝(μmol/L)
クレアチニン	(mg/dL)×88.4＝(μmol/L)
尿素窒素	BUN(mg/dL)×0.357＝尿素(mmol/L)
Ca	(mg/dL)×0.2495＝(mmol/L)
P	(mg/dL)×0.3229＝(mmol/L)
Mg	(mg/dL)×0.4114＝(mmol/L)
Fe	(μg/dL)×0.1791＝(μmol/L)
圧	(mmHgまたはTorr)×0.133＝(kPa)
	(mmH$_2$O)×9.80665＝(Pa)
温度	{(カ氏度)−32}×5÷9＝(℃)

SI単位：SIとは、フランス語のSysteme International d'Unitesの略称で、わが国の計量法（平成4年改正）に採用されている単位。SI基本単位、固有名称が認められた組立単位、数値を示す10の整数乗の名称などが決められている

基準値一覧

検査項目	基準値	頁数
一般検査		
尿検査		
尿量	500 〜 2,000mL/日	2
尿比重	1.015 〜 1.025	4
尿pH	4.5 〜 7.5	6
尿タンパク	定性：陰性（−） 定量：150mg/日未満（蓄尿）	8
尿糖	定性：陰性（−） 定量：100mg/日以下（蓄尿）	10
尿潜血	定性：陰性（−）	12
尿沈渣	赤血球：1視野に5個以内 白血球：1視野に5個以内 上皮細胞：1視野に少数 円柱：1視野に0個 結晶：1視野に少量	14
ケトン体	定性：陰性（−）	16
ビリルビン、 ウロビリノーゲン	ビリルビン：定性：陰性（−） ウロビリノーゲン：±〜1＋（弱陽性）	18
尿中β_2-ミクログロブリン	200μg/L以下（随時尿）	20
尿中微量アルブミン	30mg/日以下（蓄尿） 30mg/L未満、27mg/g・Cr未満（随時尿）	22
尿中Nアセチル-β-D-グルコサミニダーゼ（NAG）	1.8 〜 6.8U/日（蓄尿） 1.0 〜 4.2U/L、1.6 〜 5.8U/g・Cr（随時尿）	24
便検査		
便潜血反応	陰性（−）	26

検査項目	基準値	頁数
穿刺液・採取液検査		
脳脊髄液	液圧：60 〜 150mmH₂O 性状：無色、水様透明 細胞数/種類：0〜5 μL、リンパ球70%、 　　　　　　　　単球30% 総タンパク量：15 〜 45mg/dL 糖：45 〜 85mg/dL クロール：120 〜 130mEq/L	32
胸水	成人の健康人でごく少量存在する	34
腹水	成人の健康人でごく少量存在する	36
骨髄検査	有核細胞数：100 〜 250×10³/μL 巨核球数：50 〜 150/μL	38
関節液	色調：淡黄色 透明度：透明 粘稠性：強度の粘稠 白血球数：200/μL以下	40
血液検査		
血球数算定・血液像		
白血球数(WBC)	成人：4,000 〜 8,000/μL 小児：5,000 〜 13,000/μL 幼児：5,000 〜 18,000/μL 新生児：9,000 〜 30,000/μL	44
白血球分画	好中球：40 〜 60% リンパ球：30 〜 45% 好酸球：3〜5 % 単球：3〜6 % 好塩基球：0〜2 %	46
赤血球数(RBC)	男性：430 〜 570×10⁴/μL 女性：380 〜 500×10⁴/μL	48
ヘマトクリット値(Ht)	男性：39 〜 52% 女性：34 〜 44%	48

検査項目	基準値	頁数
ヘモグロビン量(Hb)	男性：13.5 ～ 17.5g/dL 女性：11.5 ～ 15.0g/dL	48
赤血球粒度分布幅 (RDW)	11.5 ～ 13.8%（CV法） 50fL以下（SD法）	50
MCV	85 ～ 102fL	52
MCH	28 ～ 34pg	52
MCHC	男性：31.6 ～ 36.6% 女性：30.7 ～ 36.6%	52
網状赤血球数	0.8 ～ 2.2%	54
血小板数(PLT)	15 ～ 34×10⁴/μL	56

凝固・線溶系

出血時間	1 ～ 3分（Duke法） 1 ～ 8分（Ivy法）	58
プロトロンビン時間 (PT)	9 ～ 15秒 活性：70 ～ 100%	60
活性化部分トロンボプラスチン時間(APTT)	25 ～ 45秒	62
トロンボテスト(TT)	70 ～ 130%	64
ヘパプラスチンテスト (HPT)	70 ～ 130%	66
フィブリノゲン(Fg)	155 ～ 415mg/dL	68
フィブリン・フィブリノゲン分解産物(FDP)	5 μg/mL未満	70
Dダイマー	1.0μg/mL（LPIA） 0.5μg/mL（ELISA）	72
アンチトロンビンIII (ATIII)	81 ～ 123%	74
トロンビン・アンチトロンビンIII複合体(TAT)	3.2ng/mL以下	74

検査項目	基準値	頁数
赤血球沈降速度(ESR)	男性：2〜10mm/時 女性：3〜15mm/時	76
プラスミノゲン(PLG)	70〜120%	78
生化学検査		
タンパク関連・含窒素成分		
総タンパク(TP)	6.7〜8.3g/dL	82
血清アルブミン(Alb)	3.8〜5.3g/dL	84
フィッシャー比、総分岐鎖アミノ酸/チロシンモル比	2.5〜4.5(HPLC法)	86
血清尿素窒素(BUN、UN)	8〜20mg/dL	88
血清尿酸(UA)	男性：3.8〜7.0mg/dL 女性：2.5〜7.0mg/dL	90
血清クレアチニン(Cr)	男性：0.61〜1.04mg/dL 女性：0.47〜0.79mg/dL	92
実測クレアチニンクリアランス(CCr)	80〜120mL/分	94
血清ビリルビン(BIL)	総ビリルビン：0.2〜1.0mg/dL 直接ビリルビン：0.0〜0.3mg/dL 間接ビリルビン：0.1〜0.8mg/dL	96
アンモニア(NH_3)	40〜80μg/dL	98
シスタチンC	0.50〜0.90mg/L	100
電解質・金属		
血清ナトリウム(Na)	137〜145mEq/L	102
血清カリウム(K)	3.5〜5.0mEq/L	104
血清クロール(Cl)	98〜108mEq/L	106
血清カルシウム(Ca)	8.4〜10.4mg/dL	108
リン(P)	2.5〜4.5mg/dL	110

検査項目	基準値	頁数
血清鉄(Fe)	男性：50 〜 200μg/dL 女性：40 〜 180μg/dL	112
血清マグネシウム(Mg)	1.7 〜 2.6mg/dL	114
亜鉛(Zn)	80 〜 160μg/dL	116
糖質		
血糖(BS、GLU)	70 〜 109mg/dL	118
糖化ヘモグロビン (HbA1c)	6.5%（NGSP）	120
75gOGTT(経口ブドウ糖 負荷試験)	空腹時：110mg/dL未満 負荷後２時間値：140mg/dL未満	122
グリコアルブミン(GA)	11 〜 16%	124
1.5-AG	14.0μg/mL以上	126
脂質		
総コレステロール(TC)	120 〜 219mg/dL	128
HDL-コレステロール (HDL-C)	40 〜 65mg/dL	130
LDL-コレステロール (LDL-C)	65 〜 139mg/dL	132
トリグリセリド (中性脂肪：TG)	30 〜 149mg/dL	134
HDL	男性：29 〜 50% 女性：34 〜 53%	136
VLDL	男性：8 〜 29% 女性：3 〜 23%	136
LDL	男性：30 〜 55% 女性：33 〜 53%	136
酵素		
AST(GOT)	10 〜 40IU/L	138

検査項目	基準値	頁数
ALT（GPT）	5〜45IU/L	138
乳酸脱水素酵素（LDH）	120〜245IU/L	140
アルカリホスファターゼ（ALP）	80〜260IU/L	142
クレアチンキナーゼ（CK）	男性：57〜197IU/L 女性：32〜180IU/L	144
クレアチンキナーゼ-MB（CK-MB）	定性：1〜4％ 定量：15〜25IU/L	146
アミラーゼ（AMY）	66〜200IU/L	148
アミラーゼアイソザイム	P型：30〜95% S型：40〜70%	148
リパーゼ	5〜35IU/L	150
γ-GTP（γ-グルタミルトランスペプチダーゼ）	男性：10〜50IU/L 女性：9〜32IU/L	152
コリンエステラーゼ（ChE）	214〜466IU/L	154
トリプシン	100〜550ng/mL	156
心筋トロポニンT	0.10ng/mL（ECLIA）	158
その他		
ビタミン	ビタミンA：30〜80μg/dL ビタミンB$_1$：20〜50ng/dL ビタミンB$_2$：66〜111ng/dL ビタミンB$_6$：4〜17ng/dL ビタミンB$_{12}$：260〜1050pg/dL 葉酸：4.4〜13.7ng/mL	160
ICG試験（インドシアニングリーンテスト）	停滞率：10%以下（15分値）	162

検査項目	基準値	頁数
血液ガス/酸塩基平衡	PO₂：80 ～ 100Torr PCO₂：35 ～ 45Torr pH：7.36 ～ 7.44 HCO₃⁻：22 ～ 26mEq/L BE：－2 ～＋2mEq/L SaO₂：93 ～ 98%	164

免疫血清検査・輸血

自己免疫・アレルギー

検査項目	基準値	頁数
リウマトイド因子(RF)	定性：陰性(－) 定量：20IU/mL未満	168
抗CCP抗体	5.0U/mL未満(ELISA)	170
抗核抗体(ANA)	陰性(40倍未満[IFA法])	172
抗ミトコンドリア抗体 (AMA)	陰性(10倍未満[間接蛍光抗体法])	174

血漿タンパク

検査項目	基準値	頁数
CRP(C反応性タンパク)	0.30mg/dL未満	176
免疫グロブリン	IgG：800 ～ 1,600mg/dL IgA：140 ～ 400mg/dL IgM：男性：31 ～ 200mg/dL 　　　女性：52 ～ 270mg/dL IgD：2 ～ 12mg/dL IgE：250IU/mL(RIST) 　　　0.34PRU/mL(RAST)	178
β₂-ミクログロブリン (β₂-MG)	1.0 ～ 1.9mg/L(RIA法)	180
寒冷凝集反応	陰性(32 ～ 64倍以下)	182
直接・間接クームス試験	陰性(－)	184

補体

検査項目	基準値	頁数
CH₅₀(血清補体価)	低値：30U/mL以下 高値：45U/mL以上	186

検査項目	基準値	頁数
ホルモン		
成長ホルモン(GH)	成人男性：0.17ng/mL以下 成人女性：0.28 ～ 1.64ng/mL	188
ACTH (副腎皮質刺激ホルモン)	7.2 ～ 63.3pg/mL(ECLIA法、早朝安静時)	190
TSH (甲状腺刺激ホルモン)	0.4 ～ 4.0μIU/mL(ECLIA)	192
FT₃(遊離トリヨードサイロニン)	2.1 ～ 4.1pg/mL	194
FT₄(遊離サイロキシン)	1.0 ～ 1.7ng/dL	194
HCG(ヒト絨毛性ゴナドトロピン)	男性、非妊婦：血清：1.0以下 尿：2.5以下 妊娠6週以下：血清：4,700 ～ 87,200 尿：1,100 ～ 62,600 妊娠7 ～ 10週：血清：6,700 ～ 202,000 尿：1,800 ～ 191,000 妊娠11 ～ 20週：血清：13,800 ～ 68,300 尿：3,100 ～ 125,000 妊娠21 ～ 40週：血清：4,700 ～ 65,300 尿：1,400 ～ 29,400 (単位：mIU/mL)	196
エストラジオール(E₂)	卵胞期：10 ～ 150pg/mL 排卵期：50 ～ 380pg/mL 黄体期：30 ～ 300pg/mL 更年期：10 ～ 50pg/mL	198
エストリオール(E₃)	卵胞期：0 ～ 20pg/mL 排卵期：5 ～ 40pg/mL 黄体期：5 ～ 40pg/mL 更年期：0 ～ 20pg/mL	198

検査項目	基準値	頁数
プロゲステロン(P₄)	卵胞期：0.5 ～ 1.5ng/mL 排卵期：1.5 ～ 6.8ng/mL 黄体期：5.0 ～ 28.0ng/mL 更年期：0.3 ～ 0.4ng/mL	198
コルチゾール	2.7 ～ 15.5μg/dL(RIA法)	200
血漿レニン活性	0.5 ～ 2.0ng/mL/時	202
アルドステロン	36 ～ 240pg/mL(随時) 30 ～ 159pg/mL(臥位) 39 ～ 307pg/mL(立位)	202
C-ペプチド	0.8 ～ 2.5ng/mL(血清) 22.8 ～ 155.2μg/日(蓄尿)	204
インスリン	5 ～ 15μU/mL(空腹時)	206
BNP(脳性ナトリウム利尿ペプチド)	18.4pg/mL以下	208
i-PTH	10 ～ 65pg/mL(ECLIA)	210
感染症		
梅毒血清反応(STS)	陰性(−)	212
A型肝炎ウイルス検査	陰性(−)	214
B型肝炎ウイルス検査	HBs抗原：陰性(−) HBs抗体：陰性(−) HBe抗原：陰性(−) HBe抗体：陰性(−) HBV-DNA：30cpm未満(RA法)	216
C型肝炎ウイルス検査	HCV抗体定性：陰性(−) HCV-RNA定性：陰性(−) HCV-RNA定量：検出なし HCVウイルス型：いずれの型も検出なし	218
HIV検査	スクリーニング検査：陰性(−) 確認検査：陰性(−)	220

検査項目	基準値	頁数
HTLV検査	スクリーニング検査：陰性（－） 確認検査：陰性（－）	222
ASO（抗ストレプトリジンO：ASLO）	成人：166ToddU以下 小児：250ToddU以下	224
腫瘍マーカー		
AFP	10.0ng/mL以下	230
CEA	5.0ng/mL以下	231
CA19-9	37.0U/mL以下	232
CA125	35.0U/mL以下	233
CYFRA	3.5ng/mL以下	234
SCC	1.5ng/mL以下	235
PIVKA-Ⅱ	40.0mAU/mL未満	236
PSA（前立腺特異抗原）	1.8ng/mL以下	237
ProGRP	血清：46.0pg/mL未満 血漿：70pg/mL未満	238
NSE	10.0ng/mL以下	239
輸血		
交差適合試験	陰性（－）	242
細菌・微生物検査		
便の細菌検査	陰性（－）	254
膿・穿刺液の細菌検査	陰性（－）	258
結核・抗酸菌	陰性（－）	260
MRSA	陰性（－）	262
病原性大腸菌（O157）	陰性（－）	262
病理検査		
細胞診検査	ClassⅡ以下（パパニコロウ分類）	270

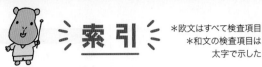

索引

*欧文はすべて検査項目
*和文の検査項目は
太字で示した

装丁・本文デザイン：山崎平太（ヘイタデザイン）
カバー・本文イラスト：かたおか朋子
DTP制作：明昌堂

本書は、2013年3月24日第1版第1刷発行の
『とんでもなく役立つ 検査値の読み方』を改訂、改題したものです。

とにかく使える 検査値の見かた

2013年3月24日	第1版第1刷発行	編 著	西崎 祐史、渡邊 千登世
2022年2月9日	第1版第14刷発行	発行者	有賀 洋文
2023年3月7日	第2版第1刷発行	発行所	株式会社 照林社
2024年9月10日	第2版第3刷発行		〒112-0002

東京都文京区小石川2丁目3-23
電　話　03-3815-4921（編集）
　　　　　03-5689-7377（営業）
https://www.shorinsha.co.jp/
印刷所　共同印刷株式会社

●本書に掲載された著作物（記事・写真・イラスト等）の翻訳・複写・転載・データベースへの取り込み、および送信に関する許諾権は、照林社が保有します。

●本書の無断複写は、著作権法上での例外を除き禁じられています。本書を複写される場合は、事前に許諾を受けてください。また、本書をスキャンしてPDF化するなどの電子化は、私的使用に限り著作権法上認められていますが、代行業者等の第三者による電子データ化および書籍化は、いかなる場合も認められていません。

●万一、落丁・乱丁などの不良品がございましたら、「制作部」あてにお送りください。
送料小社負担にて良品とお取り替えいたします（制作部☎0120-87-1174）。

検印省略（定価はカバーに表示してあります）
ISBN978-4-7965-2579-4
©Yuji Nishizaki, Chitose Watanabe/2023/Printed in Japan